APERÇU

SUR LES

PRINCIPALES DIFFORMITÉS

DU

CORPS HUMAIN.

Imprimerie de Marchand Du Breuil,
rue de la Harpe, n° 90.

APERÇU

SUR LES

PRINCIPALES DIFFORMITÉS

DU

CORPS HUMAIN.

PAR VINCENT DUVAL, DOCTEUR EN MÉDECINE.

Directeur des traitemens orthopédiques de l'hospice des Orphelins,
du bureau central d'admission; chargé des consultations sur les difformités du
corps aux hôpitaux Saint-Antoine et des Enfans malades;
Directeur, pendant dix ans, d'un établissement orthopédique à Chaillot;
membre de plusieurs sociétés savantes.

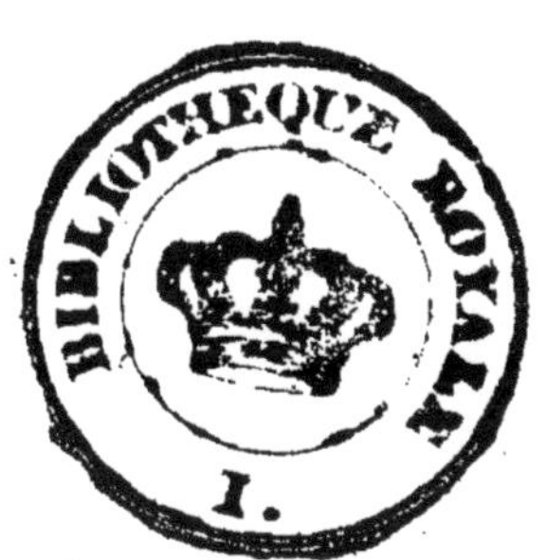
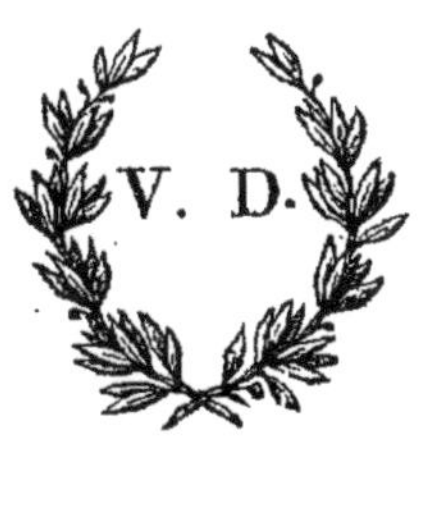

PARIS,

CHEZ L'AUTEUR, rue des Tournelles n° 78;
Mlle DELAUNAY, Libraire, Place de l'École de Médecine, n° 13.
1833.

AVANT-PROPOS.

Le Conseil Général des hôpitaux de Paris m'ayant chargé de diriger les traitemens orthopédiques de l'Hospice des Orphelins, ainsi que du bureau central d'admission, et de donner des consultations aux hôpitaux Saint-Antoine et des Enfans malades pour les différentes difformités, beaucoup de cas curieux, depuis deux ans que je suis en fonctions, sont venus à ma connaissance. Cette pratique dans les hôpitaux de Paris, m'a fait acquérir plus d'expérience véritable que les dix années que j'ai passées à la tête d'un établissement particulier d'orthopédie. J'ai vu cha-

que maladie sous toutes ses formes, dans des con-
jonctures variées, presque toujours sous son aspect
naturel, et j'en ai pu étudier les causes. Chargé de
faire un rapport général sur tous les faits que j'avais
observés pendant l'espace de seize mois, j'ai relaté,
sous forme de tableaux, plus de quatre cents observations différentes. Dans ce nombre j'ai vu plus de
trois cents difformités des membres inférieurs: déviations simples des genoux; déviations des genoux avec
courbures des jambes, et courbures simples des jambes dans les différens sens, sans complication de
courbure des genoux; enfin, pieds-bots congénitaux
et consécutifs. Quant aux déviations de la colonne
vertébrale, j'ai pu m'assurer que cette difformité
n'arrive et ne se manifeste pas chez les enfans du
peuple absolument comme pour ceux des riches: elle
se développe presque toujours chez les premiers,
sous l'influence du rachitis et des scrophules.

Le but de cette brochure est de présenter un aperçu
de mes idées sur les principales difformités qui sont

du ressort de l'orthopédie , ainsi que de donner un résumé des différentes observations de mon rapport. Je publierai ce rapport lui-même dès que je pourrai le compléter; et j'y joindrai en outre, les nombreuses observations que j'aurai recueillies depuis sa rédaction. J'y relaterai également tous les faits dont j'ai été témoin , j'y mentionnerai tous les malades que j'ai traités dans mon établissement ou en ville dans l'espace de dix années. Cet ouvrage qui renfermera plus de mille faits divers , montrera les différentes difformités dans toutes les classes de la société, et les causes variées sous l'influence desquelles on les voit naître et se développer.

Il résulte du rapport que j'ai présenté cette année vers la fin du mois de janvier à l'administration des hôpitaux de Paris, que sur *quatre cent quatre* cas de difformités, observés dans les hôpitaux, *deux cent soixante-douze* malades ont reçu des appareils (deux cent vingt-neuf aux frais de l'administration et quarante-trois aux frais de leurs parens); que, sur ce nombre, *cent neuf* sujets ont été ou complètement ou aux deux tiers redressés, et *cent dix-huit* notablement améliorés. Quant aux quarante-cinq cas que l'on pourrait être tenté, d'après ce relevé, de considérer comme des insuccès, je dois déclarer que j'ai manqué de renseignemens sur beaucoup d'entre eux, et que, pour d'autres, le traitement était si nouvellement commencé, que les appareils n'avaient pas encore pu produire leur effet. Je n'ai distrait de ce calcul cent trente-deux malades, que parce que ceux-là n'ont pu être traités par des appareils mécaniques. Dans ce nombre, toutefois, plus de quatre-vingts ont éprouvé du seul traitement médical, et, comme je l'ai dit, sans le secours des machines, une amélioration sensible.

Presque tous nos malades étaient encore dans la première enfance; la plupart avaient moins de huit ans, et les plus âgés n'avaient pas au-delà de vingt-six ans. Presque tous (la chose mérite d'être remarquée) ont commencé à être déformés à l'époque de la première dentition. J'ai observé que les plus jeunes n'ont que le milieu des os courbé : c'est plus tard que les articulations participent des déviations et des difformités.

La plupart des malades appartiennent à la classe ouvrière, ou même à cette partie du peuple dont les vices doublent les besoins. Tous sont pauvres, tous ont été nourris de mauvais alimens, ont respiré un air impur, ont vécu dans des lieux bas et humides, dans des quartiers populeux, dans des rues étroites et fangeuses dont les maisons, très élevées, ne permettent guère au soleil de jeter ses rayons vivifians jusqu'au rez-de-chaussée. Presque tous avant d'être déformés, avaient éprouvé des irritations d'entrailles, des flux chroniques, des diarrhées : beaucoup, la rougeole, la coqueluche, des maladies cérébrales; et les pieds-bots consécutifs, en particulier, ont presque toujours eu ces dernières maladies pour causes ou du moins pour préludes, ce qui avait quelquefois donné lieu à une paralysie du membre ou plus étendue ou plus restreinte (genre de cause que je crois avoir observée le premier).

Le côté gauche a été le seul, ou le plus souvent affecté : sept fois sur huit. Si cette règle subit quelques modifications , ce n'est que pour les déviations de la colonne vertébrale.

Le traitement , indépendamment des maladies spéciales qui avaient donné lieu aux diverses déviations , a présenté beaucoup de difficultés. Les malades étant tous faibles , presque tous scrophuleux et délicats, les toniques étaient généralement indiqués; mais d'un autre côté , le canal digestif, enflammé dans la plupart des cas , a fait un devoir de n'employer des toniques et des excitans qu'à l'extérieur , en même temps que les moyens adoucissans étaient administrés à l'intérieur. Outre les frictions excitantes, outre les lits composés de plantes aromatiques , les bains salés , jusqu'alors négligés en pareil cas, ont produit une amélioration notable, ont arrêté les progrès des scrophules et du rachitis, et même complètement guéri ces maladies. J'ai surtout lieu de me féliciter de l'emploi de ce nouveau moyen, depuis que j'ai vu la plupart des meilleurs praticiens de Paris, le mettre en usage dans des cas analogues.

Je crois inutile de préciser quelles découvertes me sont personnelles dans cet art tout nouveau de l'orthopédie; les médecins qui suivent assiduement les progrès de la science, le verront assez en lisant cet aperçu, tout abrégé qu'il est.

APERÇU SUR LES PRINCIPALES

DIFFORMITÉS

DU CORPS HUMAIN.

CHAPITRE Ier.

DÉVIATIONS VERTÉBRALES.

Les déviations de la colonne vertébrale peuvent se développer à toutes les époques de la vie, mais bien plus fréquemment depuis l'âge de quatre ou cinq mois jusqu'à celui de quinze ans, période pendant laquelle s'opèrent les deux dentitions ainsi que la puberté, ces temps si critiques de la vie de l'homme. Chez les enfans des classes ouvrières, c'est principalement pendant le travail des dentitions que les courbures de la colonne vertébrale se manifestent.

Quant à ceux des classes riches ou aisées , les déviations vertébrales les atteignent plus particulièrement
depuis huit jusqu'à dix-huit ans , durée assez ordinaire de leur séjour en pension , et ces incurvations
ont lieu bien plus souvent latéralement qu'en arrière.
Chez les enfans du peuple des grandes villes et des
villages , elles attaquent les deux sexes en égale proportion ; tandis que dans la classe riche , on observe
la majorité des déviations chez les personnes du sexe
féminin. Cependant cette disproportion , quant aux
sexes dans les classes riches , ne commence à devenir manifeste que vers l'âge de sept à huit ans : jus-
ques-là les déviations attaquent assez indifféremment
les garçons ou les filles.

Dans la première enfance , elles sont presque aussi
fréquentes en arrière que latéralement : mais, dans
la seconde enfance et dans l'adolescence , elles sont
presque toutes latérales. Plus tard , une affection
rhumatismale des ligamens des vertèbres ou des nom-
breux faisceaux musculeux qui font mouvoir ces os;
les travaux assidus qui tiennent le corps long-temps
courbé , ou d'autres circonstances analogues , peuvent développer des distorsions vertébrales , comme

on le voit chez les vignerons, les laboureurs, les terrassiers, etc. Enfin la vieillesse, en affaiblissant l'organisation, mais surtout le système musculaire, produit très souvent des courbures en arrière.

Nous ne nous occupons point ici des différentes dénominations et classifications des courbures vertébrales, nous réservant d'y revenir lorsque nous publierons notre *Traité sur les difformités de la colonne épinière et de la poitrine*. Nous nous contenterons aujourd'hui de désigner les courbures de l'épine sous les noms suivans : *Déviations latérales*, celles qui se font à droite ou à gauche ; *Déviations en arrière ou gibbosités*, celles qui forment une saillie ou tumeur en arrière ; *Déviations en avant ou cambrures*, celles qui diminuent le diamètre antéro-postérieur de la poitrine ou de l'abdomen.

Presque toutes les déviations vertébrales commencent par être fugaces, momentanées ; c'est-à-dire, que, prises à leur naissance, il est facile de les faire disparaître en imprimant aux malades des attitudes qui contrastent avec la difformité commençante, ou bien même en les faisant coucher horizontalement. Dans ces courbures, les os et les ligamens de l'épine conservent d'abord leurs proportions relatives; mais bientôt elles deviennent *permanentes* , et alors elles ne disparaissent plus , quelle que soit l'attitude que l'on fasse prendre aux malades.

Les *courbures permanentes* sont donc celles qui ne peuvent disparaître ni par des postures spéciales ni par le décubitus horizontal. Il existe toujours alors dans quelque point des substances intervertébrales et quelquefois dans les vertèbres elles-mêmes, une dépression qui donne à la courbure une apparence cunéiforme très caractéristique : que le malade soit debout ou couché , la déviation se montre incessamment rien ne peut la dérober aux regards.

DE LA DÉVIATION LATÉRALE.

La déviation latérale de l'épine est celle que l'on rencontre le plus fréquemment. Arrivée au maximum de son développement, elle est susceptible de nuire à l'accroissement du corps , d'entraver les fonctions du cœur, des poumons, des organes digestifs, de même que l'innervation. Elle se manifeste presque toujours durant la croissance; on l'observe générale-

ment entre huit et quinze ans chez les enfans des classes riches. Elle peut exister dans tous les points du
rachis, et même le déformer dans sa totalité. Il est
rare qu'une seule région soit déformée : souvent
deux, et même les trois régions, se dévient à la fois.

La courbure latérale est ordinairement désignée
par les auteurs sous les noms de *déviation latérale
droite* ou *gauche*, selon que la courbure du dos
a sa convexité à droite ou à gauche. La courbure ainsi
désignée existe ordinairement dans les six ou huit
premières vertèbres dorsales, et fait proéminer l'é-
paule du côté de la déviation.

Ces expressions, au reste, sont tout-à-fait impro-
pres ; car la courbure de la région dorsale de l'épine
n'arrive presque jamais que secondairement.

Chez les jeunes enfans, la déviation latérale commence presque toujours dans les régions lombaires ou
cervicales (à moins qu'il n'y ait un ramolissement dans
quelques vertèbres dorsales ou dans leurs moyens
d'union). Quand la déviation commence dans la région lombaire, elle a le plus souvent sa convexité
dirigée à gauche, parce que le membre abdominal
de ce côté est presque toujours plus faible que celui

du côté droit: alors, le bassin restant immobile à cause de ses connexions, toute la partie moyenne du tronc se trouve inclinée du côté droit; et, pour maintenir l'équilibre du corps, la tête et le cou se portent à gauche. Il résulte de là une double déviation, à convexité gauche dans les lombes, et à convexité droite vers les épaules.

La déviation qui commence par la région cervicale a lieu indifféremment à droite ou à gauche. Elle est ordinairement la suite d'engorgemens glanduleux du cou, du torticolis ou du ramolissement des substances intervertébrales de la région cervicale. Par exemple, quand les engorgemens glanduleux du cou surviennent du côté droit, le malade, pour éluder en partie la douleur, incline la tête sur l'épaule gauche; et, si cette pose de tête se prolonge (ce qui arrive presque toujours, ces sortes de tumeurs étant ordinairement chroniques), il en résulte dans la région cervicale une déviation à convexité droite. Or, comme pour rétablir l'équilibre, le malade incline le haut du tronc à droite, il naît de là une seconde courbure à gauche dans la région dorsale de l'épine. Le torticolis agit de la même manière, avec cette différence cependant, que le malade, pour diminuer la souffrance, incline la tête vers les parties douloureuses; et, de cette inclinaison prolongée, il résulte naturellement une déviation latérale dans la région du cou. Voilà, si je ne me trompe, l'origine de beaucoup de déviations latérales gauches, lesquelles sont loin d'être aussi rares que plusieurs auteurs estimables l'ont pensé.

Je vais rapporter quelques exemples de déviations latérales gauches, survenues, ou à la suite de luxations spontanées de la tête du fémur droit en haut et en arrière, ou bien après une maladie du genou droit, circonstances qui avaient amené chez les malades, un sensible amaigrissement et une grande faiblesse du membre de ce côté. Je citerai aussi des cas de courbures du fémur ou des os de la jambe du côté droit, de pieds-bots natifs ou consécutifs du même côté, dernière difformité qui amaigrit singulièrement tout le membre; d'autres cas enfin d'engorgemens glanduleux du côté droit du cou, qui ont déterminé des courbures latérales gauches.

Dans l'année 1825, je fus consulté pour un jeune garçon de Rouen, âgé de dix ans, qui avait une dé viation *latérale gauche* à double courbure. La courbure inférieure, qui avait commencé la première et existé seule pendant plus de trois ans, comprenait les trois dernières vertèbres dorsales; elle avait sa convexité à droite et sa concavité à gauche. La supérieure, dirigée en sens inverse, c'est-à-dire ayant sa convexité à gauche, était formée par les 8e, 7e, 6e, 5e et 4e vertèbres dorsales, qui étaient en même temps un peu portées en arrière. Il existait, en outre, une torsion de droite à gauche vers la 7e ou 6e vertèbre dorsale. Ces côtes gauches étaient fortement arquées en arrière, vers leur extrémité postérieure, vers leur angle, et elles soulevaient l'omoplate dans ce sens. Les côtes du côté droit étaient portées en avant, et applaties latéralement : la hanche droite et l'épaule gauche étaient très saillantes. Lorsque l'enfant se tenait debout, une troisième courbure se manifestait dans la région cervicale et dans le même sens que la courbure inférieure; mais cette courbure du cou était passagère : dès que l'on faisait coucher le malade elle disparaissait.

Après un examen attentif, je m'assurai que cette distorsion avait eu pour cause une luxation spontanée du fémur, effectuée vers l'âge de cinq ans, et qui avait retenu cet enfant au lit pendant plus d'une année, non sans augmenter notablement en lui une disposition scrophuleuse très prononcée.

Vers la fin de la même année, 1825, je fus consulté pour une jeune fille des environs de Strasbourg, âgée de douze à treize ans, qui présentait une déviation latérale gauche, à double courbure, survenue à la suite d'une affection du genou droit (tumeur blanche.) Cette jeune fille était d'une constitution très lymphatique, elle avait de l'embonpoint, les cheveux blonds, les yeux bleus, etc. Elle avait fait une chute sur le genou droit, à l'âge de six ans, et il en était résulté une forte inflammation du genou qui avait nécessité le séjour au lit pendant six ou huit mois. Au bout de ce temps, tout le membre droit était demeuré comme atrophié, sans prendre aucun développement, pour ainsi dire; de manière que la malade boîtait beaucoup en marchant. Lorsqu'elle était debout, elle se posait toujours sur le membre sain, comme dans le cas précédent, en déversant le bassin de gauche à droite, soit qu'elle se tînt dans la station verticale ou qu'elle marchât. Quand elle eut huit ans, ses parens s'aperçurent du commencement de la dé-viation, qui d'abord se prononça dans la partie inférieure de l'épine. Bientôt après l'épaule gauche devint sensiblement proéminente, et la distorsion fit des progrès très rapides.

Quand on me présenta cette jeune fille, les vertèbres lombaires et les deux ou trois dernières dorsales étaient déviées à droite; la courbure qu'elles formaient avait dix-huit lignes de concavité. La courbure supérieure, dirigée à gauche, formée par les huit premières vertèbres dorsales, présentait un sinus de quinze lignes. L'épaule gauche et la hanche droite étaient très saillantes. Les fausses côtes du côté droit formaient une saillie considérable en avant; et la partie inférieure du sternum, tout-à-fait dirigée à droite, présentait une proéminence très sensible. Le gros faisceau musculaire de la gouttière vertébrale droite était excessivement saillant, et formait une courbe correspondante à la déviation de la région lombaire.

Galliot (*Eugène*), âgé de trois ans, passage Beaufort, n° 63, d'une constitution lymphatique et faible, me fut présenté au bureau central des hôpitaux dans le courant de février 1832. Il présentait alors une déviation latérale dirigée à gauche et en arrière, comprenant les six dernières vertèbres dorsales : une autre courbure, dirigée à droite, occupait la région lombaire. Ce malade avait aussi une déviation du genou droit en dedans, offrant un sinus de deux pouces de profondeur, outre une courbure du tiers inférieur des jambes en avant et en dehors. De plus, le ventre, les poignets et les malléoles étaient gonflés; et il y avait alternativement de la constipation et du dévoiement. Voici maintenant dans quel ordre tous ces accidens étaient survenus. Le gonflement des articulations et les courbures des jambes avaient commencé après l'éruption des deux premières dents, vers l'âge de huit mois; le genou droit s'était dévié deux ou trois mois après, et les courbures de l'épine avaient commencé lorsque l'enfant entrait dans sa seconde année.

Brizou (*Desirée*), âgée de trois ans, demeurant place Cambray, n° 2; enfant d'une constitution faible, fut amenée à mes consultations de l'hôpital des Enfans malades dans le mois de juillet 1831. Elle présentait : 1º. une déviation latérale gauche, formée par les cinq dernières vertèbres dorsales, offrant un sinus de dix lignes de profondeur ; 2º. une courbure de la jambe droite en dedans ; 3º. un gonflement des poignets et des malléoles, ainsi qu'une tuméfaction du ventre, fort douloureux d'ailleurs.

La courbure de la jambe avait commencé vers l'âge d'un an, époque de la sortie de la première dent ; l'enfant avait éprouvé à cette occasion une gastro-entérite très intense, laquelle avait été suivie d'une entérite chronique qui durait encore. Quant à la courbure de l'épine, elle avait commencé vers l'âge de dix-huit mois. Lorsque l'enfant était tenue debout, on remarquait aussi une légère courbure dans la région lombaire en sens inverse de la supérieure, et qui disparaissait aussitôt qu'elle était placée horizontalement.

Dubois (Pierre-Marie), âgé de trois ans, rue du faubourg Saint-Antoine, nº 187, fut apporté à ma consultation de l'hôpital Saint-Antoine dans le mois de juin 1831. Cet enfant avait une déviation latérale

à triple courbure: la supérieure, dirigée à droite ,
comprenait la plupart des vertèbres cervicales; la
moyenne courbure, à gauche, était formée par les
3e, 4e, 5e, 6e, 7e et 8e vertèbres dorsales; le sinus en
était de huit lignes; l'inférieure, formée par les dernières dorsales et les deux premières lombaires, était
dirigée à droite ainsi que la première.

Cet enfant avait joui d'une bonne santé jusqu'à
l'âge de deux ans, époque où il commença à se plain-
dre de fortes douleurs occupant tout le côté gauche
de la poitrine; alors il se remuait difficilement et
marchait tout d'une pièce. Quelques bains firent disparaître ces douleurs. Au bout d'un ou deux mois, il
accusa de vives douleurs dans tout le trajet de l'épine,
principalement vers la partie postérieure du cou,
portion du corps qui devint bientôt engorgée. En
même temps la tête se renversa en arrière, des engorgemens glanduleux se formèrent au côté droit du
cou, et l'enfant porta sa tête inclinée sur l'épaule gauche. Ces engorgemens prirent un grand accroissement en très peu de temps, puis restèrent stationnai-
res jusqu'au moment où l'on me présenta l'enfant.
Ce fut dans cet intervalle, c'est-à-dire, dans l'espace

d'à peu près huit mois, que la colonne vertébrale se déforma.

Biorry (Marie-Françoise), agée de six ans, rue de Viarmes, nº 35, d'une faible constitution, me fut présentée le 23 mai 1832 au bureau central. Elle avait une déviation latérale à double courbure : la supérieure avait sa convexité à gauche, et l'inférieure à droite ; le sternum proéminait en avant. En outre le genou droit était dévié en dedans, et présentait une courbure de trois pouces de profondeur. Le ventre et les principales articulations étaient tuméfiés.

La difformité du genou avait commencé à se développer à l'âge de dix-huit mois, à l'époque où l'enfant s'était essayée à marcher seule ; et celle de l'épine, trois ou quatre mois plus tard.

Chez les jeunes sujets de l'âge de huit à quinze ans, la distorsion latérale de l'épine peut commencer vers cette légère courbure naturelle qui est dirigée à droite et formée par les 3e, 4e, 5e et 6e vertèbres dorsales : et même toute déviation accidentelle, dans son début, peut être confondue par des médecins peu expérimentés en ce genre de maladies, avec cette courbure naturelle dont nous venons de parler.

La déviation latérale de l'épine doit être considérée à deux époques principales de la vie; la *première* s'étend depuis la naissance jusqu'à l'âge de sept à huit ans: c'est l'époque des deux dentitions ou de la première enfance. La *deuxième* époque, s'étend jusqu'à la puberté, c'est le temps de la seconde enfance.

Dans la première époque ou la première enfance, le tempérament lymphatique prédomine principalement chez les sujets faibles, lesquels sont le plus souvent disposés aux maladies scrophuleuses, aux tumeurs glanduleuses, aux inflammations chroniques du tube intestinal, aux affections du cerveau et aux convulsions. Ces différentes maladies se montrent le plus souvent lors de la sortie des premières dents. La première dentition chez eux est souvent difficile; l'irritation des gencives qui en résulte réagit bientôt sur le cerveau en raison des douleurs, et produit des convulsions. Mais c'est particulièrement et d'abord sur le canal digestif que la réaction a lieu; ensuite, sur les glandes lymphatiques, sur les ligamens, les cartilages, les os, et en général sur tous les tissus qui protègent ou affermissent les articulations ou jointures.

Dans la deuxième époque ou la seconde enfance, les sujets les plus faibles ont de même un tempérament plus lymphatique que sanguin, joint à une grande susceptibilité des organes digestifs et du cerveau: en conséquence, les maladies les plus communes à cet âge sont les éruptions cutanées, les engorgemens des glandes, les altérations des jointures et les difformités de l'épine dorsale. Les progrès de l'accroissement sont alors plus sensibles dans le système osseux que dans les autres parties, particulièrement vers l'âge de quatorze à quinze ans, époque de la puberté.

Pendant la première enfance, la déviation latérale de l'épine se développe aussi fréquemment chez les garçons que chez les filles et beaucoup plus chez les enfans des indigens des grandes villes, que chez les enfans des riches et aussi des habitans des campagnes. Mais à la seconde époque, la déviation latérale affecte bien plus de filles que de garçons : sur vingt cas de cette difformité, à peine rencontre-t-on deux garçons; disproportion qui paraît provenir de ce que ces derniers ont une constitution plus forte, des organes plus robustes; de ce qu'on donne plus d'essor à leurs mouvemens, plus de liberté à leurs actions; sans compter que leur santé n'a rien à souffrir de toutes ces vicissitudes qui, chez l'autre sexe, sont le prélude de la première éruption des menstrues. Presque toujours, en effet, on empêche les jeunes filles de courir librement; on leur recommande, on leur prescrit de se tenir droites; et pour les contraindre à garder cette posture gênante, on emprisonne leur buste délicat dans des corsets inflexibles; dernier moyen dans l'emploi duquel entre aussi pour beaucoup le désir de leur voir une taille plus mince, dût la santé en rester pour long-temps altérée. A cette gêne si contraire au développement des organes pectoraux et des muscles du tronc, on ajoute des leçons de toute espèce, afin de leur faire acquérir prématurément ces talens que le monde oisif et poli regarde comme indispensables.

Le défaut d'exercice et la compression du buste, chez les jeunes personnes d'une faible constitution, entraînent nécessairement une légère courbure de la région lombaire de l'épine, sur laquelle porte finalement tout le poids de la partie supérieure du corps. Alors voici ce qui arrive. Si on tient ces jeunes filles long-temps à leurs travaux d'aiguille, au piano, à la harpe, au dessin, à l'écriture; si surtout l'on n'a pas soin de leur donner des sièges à dossiers, rien alors n'offrant d'appui à leur faible taille, la partie inférieure de l'épine, bientôt fatiguée par le poids de tout le reste du tronc, particulièrement de la tête et des bras, et dépourvue d'ailleurs de l'appui naturel que l'articulation des côtes fournit à la région dorsale, finit par céder, par s'incliner et se dévier. C'est ainsi que s'engendrent la plupart des déviations de l'épine, auxquelles rien ne dispose autant qu'un tempérament lymphatique, la faiblesse native, des maladies antérieures, les attitudes vicieuses, la rigidité des vêtemens et l'usage presque exclusif de l'un des bras dans les grands exercices du corps.

Disons aussi que c'est très souvent lors de la puberté, à l'occasion de l'apparition des règles, que commencent à se montrer ou à faire de plus grands progrès les déviations vertébrales chez les jeunes personnes.

Vers l'époque de la puberté, l'accroissement du corps est rapide, et si l'action nutritive se porte principalement sur les membres, les sujets grandissent excessivement vite; mais les autres parties en souffrent, principalement le thorax, qui ne se trouve plus en proportion avec les membres. Le cœur, les poumons, se trouvent gênés dans leur développement et dans leur action, et delà résultent des irritations pectorales qui compromettent gravement la santé et même la vie.

Les règles, chez les jeunes filles ainsi conformées, s'établissent difficilement et avec lenteur; ou bien, une fois établies, elles sont irrégulières. L'irritation des organes pectoraux empêche le sang de se porter vers la matrice; et delà, une foule de maladies qui altèrent totalement et quelquefois pour toujours la santé. Si l'on persévère, dans cet état de langueur et de faiblesse, à maintenir les jeunes personnes dans l'exacte réclusion des pensionnats; si, uniquement occupé de leur éducation morale, on néglige entièrement l'éducation physique, si utile au rétablissement des forces, alors elles deviennent contrefaites. Il en est de même pour les jeunes filles du peuple que l'on met en apprentissage vers l'âge de neuf à dix ans., et que l'on tient, pendant de longues journées, assises, sans leur permettre ni leur conseiller aucun exercice, qui cependant leur conviendrait mieux alors qu'à toute autre époque.

La déviation latérale de l'épine, comme nous l'avons déja dit, peut commencer dans toutes les régions du rachis; toutefois elle attaque de préférence la région lombaire, et le bas de la région dorsale; alors, elle a le plus souvent sa convexité dirigée à gauche, parce que le membre abdominal de ce côté est ordinairement plus faible que le droit, et que, dans le cas de difformités des membres abdominaux, le gauche est presque toujours plus difforme que le droit; parce qu'en outre, le membre gauche se trouve plus souvent atteint de paralysie, de faiblesse, de courbure et de pied-bot. La déviation se montre d'abord dans les deux ou trois premières vertèbres lombaires et dans les dernières dorsales. Elle est d'abord temporaire, aussi bien que celles qui en sont la conséquence; mais elle finit par devenir permanente; et aussitôt qu'elle a deux ou trois lignes de sinus, le tronc porte à droite, l'épaule gauche est plus élevée, et la hanche gauche plus saillante que la droite. L'épaule droite est un peu moins haute, et la hanche droite s'élève, recouverte quelquefois par les fausses côtes correspondantes, qui sont abaissées. Les angles inférieurs des omoplates n'ont pas la même direction; celui de la droite est dirigé en dedans, et celui de la gauche proémine principalement en dehors. Le faisceau musculaire de la gouttière vertébrale gauche, dans la partie correspondante à la courbure lombo-dorsale, est saillant, tendu et courbé; les côtes droites sont déprimées, le sternum est dévié à gauche; la clavicule droite est presque horizontale, et la gauche un peu oblique. Cette courbure est généralement aussi un peu en arrière. Quand la déviation a existé quelque temps aux lombes, le dos ne tarde pas à en présenter une seconde en sens inverse; alors l'épaule droite se soulève et la partie supérieure du tronc se porte à gauche, de sorte qu'il se forme dans la région cervicale une troisième courbure dont la convexité est à gauche, comme celle de la courbure lombaire. Mais cette troisième courbure n'est pas constante, car j'ai vu des cas d'extrêmes déviations vertébrales où l'on ne voyait point cette courbure du cou. J'ai vu plusieurs cas de courbures lombo-dorsales insolites; je veux dire qu'elles existaient sans autres courbures secondaires; mais alors elles comprenaient un grand nombres de vertèbres, les six ou huit dernières dorsales et les deux ou trois premières lombaires. J'ai vu aussi plusieurs cas de courbures dorsales à droite ou à gauche, également sans complication d'autres courbures. Quand ces différentes courbures augmentent notablement, une torsion s'opère vers leur centre, de la concavité vers la convexité; c'est-à-dire que pour les courbures inférieure et supérieure, dont les convexités sont à gauche, la torsion se fait de droite à gauche; et que, pour la moyenne ou dorsale, dont la convexité est à droite, la torsion s'opère de gauche à droite. Il résulte de ces différentes torsions que les apophyses épineuses, dans l'endroit tordu, sont dirigées totalement en arrière, et que les apophyses transverses, dans les grands degrès de courbures, sont dirigées d'avant en arrière. Celles des apophyses transverses qui répondent à la concavité de la courbure, sont portées en avant et sont pour ainsi dire dans l'abdomen ou la poitrine, tandis que celles qui répondent à la convexité, se trou-

vent à la place des apophyses épineuses, c'est-à-dire,
sont souvent dirigées en arrière. Il arrive de ces ro-
tations spinales, que le grand faisceau musculaire de
la gouttière vertébrale, répondant à la courbure inférieure, se trouve soulevé par les apophyses transverses, et qu'il forme, dans cet endroit, une saillie
allongée et courbée dans le sens des vertèbres. Alors
le flanc gauche est plein, tandis que le droit est sensiblement déprimé. Dans la courbure de la région
dorsale, la torsion opérée de gauche à droite, porte
les côtes du côté gauche en avant, et les applatit en
arrière et latéralement. Leur quart antérieur ainsi
que leurs cartilages de prolongement (quant aux
vraies côtes), sont plus arqués et soulèvent le sternum de leur côté; et à l'égard des fausses côtes, elles
forment une forte saillie en avant du côté droit, les
côtes correspondantes à la déviation sont plus arquées
près de leurs têtes, et sont portées en arrière, aussi
bien que l'omoplate qu'elles supportent, ce qui donne
à l'épaule plus de rondeur et de saillie; mais elles
sont, en revanche, aplaties et comme redressées
dans leur partie antérieure, et par conséquent, elles
attirent à elles le sternum, qui, à cause de cela, est

tout déprimé. Quand il existe une courbure supérieure et que cette courbure comprend les deux ou trois premières vertèbres dorsales et plusieurs des cervicales contigües, la torsion qui a lieu de droite à gauche élève souvent les deux premières côtes, de manière à leur faire former une saillie à la partie inférieure du cou. Si cette courbure ne comprend que les 3e, 4e, 5e et 6e vertèbres cervicales, comme on l'observe le plus ordinairement, deux espèces de tumeurs paraissent simultanément au cou, l'une à sa base et du côté droit, et l'autre, à sa partie moyenne et du côté gauche.

Voilà comment se forme la déviation à convexité à gauche dans les lombes et vers les dernières vertèbres dorsales, et comment elle est ordinairement suivie de deux autres courbures secondaires, en vertu de l'action continuelle des muscles. Que la convexité soit dirigée à droite, à gauche, elle se forme toujours de la même manière.

Les torsions de l'épine sont indispensables au maintien de l'équilibre. La torsion de la courbure moyenne ou dorsale porte le poids de la partie supérieure du tronc, des membres supérieurs et de la tête, sur le côté droit, qui est ordinairement le plus fort ; et la torsion de la courbure inférieure dirige la hanche en avant, de sorte qu'à l'aide de ces deux torsions en sens inverse, les malades portent le côté gauche en avant quand ils marchent. Ces torsions opérées par les muscles, et rendues nécessaires pour le maintien de l'équilibre, favorisent singulièrement la station et la progression, qui ne s'opèreraient que très difficilement sans elles. Les parties de l'épine où existent les torsions sont toujours dirigées en arrière, de manière que la torsion de la région dorsale rend plus sensible la difformité : on remarque même qu'une fois que la colonne vertébrale a commencé à se tordre, la déformation du buste fait des progrès effrayans.

L'espèce de déviation qui commence par la partie inférieure du rachis, a lieu le plus souvent chez des enfans au-dessous de treize ans, plus tard elle peut commencer par la région dorsale de l'épine, à l'endroit où cette pyramide osseuse offre naturellement une légère courbure, et ensuite, être suivie d'autres courbures des régions lombaire et cervicale, par les raisons que nous avons déjà exposées.

Les côtes éprouvent de grands déplacemens et de

grandes altérations dans leurs formes, lorsque les distorsions latérales sont très développées. Celles des côtes
qui répondent aux concavités des courbures latérales
des vertèbres dorsales, sont abaissées et dirigées en
dedans, et elles éprouvent, en outre, un mouvement
de torsion dans toute leur longueur. Dans les grands
degrés de courbure dorsale leur bord supérieur devient externe, et leur face interne devient supérieure.
Elles se pressent les unes contre les autres, se dé-
forment mutuellement, et finissent par adhérer l'une
à l'autre au moyen de tissus qui, d'abord fibreux, deviennent quelquefois peu à peu osseux. Voilà pour
le côté concave; mais, du côté convexe, les côtes
sont portées vers le haut, tordues en sens contraire et
elles sont plus ou moins écartées les unes des autres,
selon que la difformité est plus ou moins développée.
L'angle qu'elles offrent naturellement, se trouve aug-
menté d'une manière sensible.

Dans les différentes déviations de la colonne vertébrale, les rapports des muscles sont constamment
changés. Les uns sont alongés, et les autres raccourcis. Ils ne sont plus dans leurs rapports naturels,
et de là résulte une grande débilité ou même une

espèce d'atrophie, leurs dimensions sont changées, leurs proportions détruites : leur nutrition devient imparfaite. C'est ce qui fait qu'aussitôt qu'il existe une légère courbure de la colonne vertébrale ou d'un membre, alors on voit les muscles diminuer de volume, s'amoindrir, et même s'atrophier.

Tous les muscles du corps, dans les cas de grandes déviations vertébrales, sont considérablement amaigris, ce qui me semble résulter d'une altération de la moëlle épinière.

Les déviations de la colonne vertébrale, pour peu qu'elles soient prononcées, ont pour résultat nécessaire de rétrécir la poitrine, de comprimer les poumons, de gêner la respiration, et d'entraver la circulation du sang, en mettant obstacle aux battemens du cœur. La moëlle épinière, logée au centre des vertèbres, se trouve aussi presque toujours comprimée; de là proviennent des palpitations du cœur, le ralentissement du cours du sang, des oppressions, des digestions pénibles, et aussi des paralysies des membres, ou de grandes faiblesses. Les jeunes filles surtout, deviennent pâles, maigres et faibles; cela va quelquefois jusqu'à causer les pâles-couleurs, jusqu'à supprimer les menstrues. J'ai observé que les jeunes personnes qui devenaient contrefaites vers la région lombaire de l'épine, ne se réglaient point; ou que si elles avaient été réglées avant cette déviation, les menstrues diminuaient et cessaient d'être régulières; leur diminution s'opérant toujours en proportion des progrès de la difformité. J'ai vu beaucoup de jeunes personnes très contrefaites et qui cependant restaient bien réglées , parce que la région lombaire n'était nullement ou presque pas déviée. L'effet dont je parle ne dépendrait-il pas de la compression qu'éprouve la partie inférieure de la moëlle épinière, laquelle fournit les plexus hypogastriques et sacrés, d'où proviennent les nerfs que reçoit la matrice?

DE LA DÉVIATION EN ARRIÈRE OU GIBBOSITÉ.

La gibbosité se développe pendant l'enfance, dans l'adolescence et très rarement dans l'âge adulte. On la voit quelquefois survenir dans la vieillesse; mais alors elle est due à la faiblesse des muscles du rachis, qui n'ont plus assez de force pour maintenir l'épine dans sa rectitude naturelle. C'est particulièrement à l'époque des dentitions, de la première dentition sur-tout, que commence à naître la gibbosité. Elle se développe sous l'influence des mêmes causes qui produisent le rachitis ou ramollissement des os. C'est une inflammation chronique, qui attaque d'abord, plus ordinairement, les moyens d'union des vertèbres, et qui finit, si elle n'est pas convenablement combattue, par envahir les vertèbres elles-mêmes. Cette inflammation commence dans ce cas par le périoste de ces os spongieux qui sont atteints eux-mêmes, presque en même temps; alors les ligamens et fibro-cartilages sont enflammés secondairement. Il faut dire qu'elle attaque les garçons aussi souvent que les filles.

L'apparition de cette difformité est toujours précédée de douleurs dans le point de l'épine qui doit être déformé, particulièrement quand le malade est debout ou que l'on appuie sur l'endroit malade. Cette douleur s'étend quelquefois à toute l'épine et elle peut durer quelques mois et même des années avant qu'on s'aperçoive de la saillie en arrière d'une ou de plusieurs apophyses épineuses. Quand ces apophyses commencent à s'éloigner de leur situation normale, on peut s'apercevoir de ce premier déplacement en faisant courber le buste en avant; mais aussitôt que le malade a repris la position droite, la gibbosité disparaît. Alors la courbure en arrière n'est encore que passagère ; mais elle finit bientôt par devenir permanente. J'ai vu quelquefois ces sortes de difformités faire des progrès effrayans en fort peu de temps, en deux ou trois mois, par exemple, et même en quinze jours, surtout si l'on n'avait pas le soin de faire coucher l'enfant sur un lit dur ou si on le laissait assis. Il faut soigneusement interdire la marche et tout exercice, aux enfans attaqués de gibbosité, puisque la station verticale a naturellement pour effet d'augmenter cette affection : en effet, la tête volumineuse de l'enfant a une grande propension à s'incliner en avant, et demande, pour être maintenue droite, une énergie que n'ont point les enfans malades et rachitiques. Aussitôt qu'un enfant est attaqué de l'inflammation lente ou chronique de la colonne vertébrale ou de ses ligamens, il devient indolent, languissant, et il cherche, s'il est très jeune, à se coucher sur les genoux de sa mère ou de sa nourrice Si l'on a l'imprudence de le laisser marcher, sa démarche devient lente, embarrassée, chancelante; les jambes s'entre-croisent, et l'enfant fait des chutes fréquentes. Il ne marche plus qu'en appuyant ses mains sur la partie inférieure des cuisses, ou en s'accrochant à tout ce qu'il peut saisir; s'il s'assied, il appuie les coudes sur ses genoux et saisit instinctivement sa mâchoire inférieure, sur laquelle il arcboute ses petites mains, afin de soutenir moins difficilement l'énorme poids de sa tête. S'il est assis devant une table, il appuie ses coudes sur cette table et soutient sa tête comme je viens de le dire.

Dans cet état, les extrémités inférieures diminuent graduellement de grosseur, et perdent une partie de leur chaleur et de leur sensibilité naturelles; la force des muscles décroît d'une manière très rapide. L'enfant alors, particulièrement s'il est couché, pousse souvent des cris perçans, sollicité à ces démonstrations de souffrance par des mouvemens convulsifs dans les membres inférieurs. Si les progrès de la maladie ne sont pas arrêtés, l'enfant finit souvent par avoir les membres inférieurs paralysés, et c'est alors que les membres deviennent flasques et froids. Tous ces symptômes sont dus à la compression de la moëlle épinière, laquelle compression provient elle-même du gonflement des substances intervertébrales. Tous ces désordres sont ordinairement précédés ou accompagnés de gastro-entérite ou d'entérite chronique.

La gibbosité peut commencer dans tous les points de la colonne vertébrale; mais principalement vers les deux ou trois dernières vertèbres dorsales et les deux premières lombaires. On s'aperçoit ordinairement du début de cette maladie, à la saillie d'une ou de deux apophyses épineuses, proéminence insolite, qui est bientôt suivie de la saillie en dehors des apophyses épineuses des vertèbres contiguës à celle-là, et la gibbosité finit souvent par envahir la totalité des vertèbres dorsales, ainsi que les trois ou quatre premières lombaires. Il existe dans ce cas, entre les vertèbres épineuses, un écartement d'autant plus grand, qu'elles sont plus voisines de l'angle de la courbure. La région cervicale de l'épine, dans le cas de grandes courbures, se trouve déviée en sens inverse; alors la tête se renverse en arrière, et la partie antérieure du cou devient très saillante en avant. En même temps, les parties latérales de la poitrine sont aplaties, et le sternum est proéminent. La respiration se trouve fort gênée; c'est même le premier symptôme qui dénonce une gibbosité dont l'existence était restée ignorée jusque-là.

Cette difformité peut se manifester chez des individus adultes, et s'annoncer par une douleur fixe dans un point limité de l'épine dorsale, souvent dans toute l'étendue verticale d'un des muscles de cette région. Le malade ensuite éprouve un sentiment de faiblesse dans le dos, faiblesse qui peut devenir assez grande pour empêcher, durant quelque temps, de se tenir debout et de marcher; quelquefois même le malade ne peut rester sur son séant, qu'en tenant sa tête dans ses mains, ses coudes appuyés sur la partie inférieure des cuisses. Les muscles du dos diminuent bientôt de volume, s'alongent et deviennent grêles.

Les muscles de l'abdomen, et aussi le diaphragme, subissent des changemens de position, et il résulte de là que la respiration à l'accomplissement de laquelle ces muscles sont indispensables, se trouve peu à peu troublée, entravée; et souvent même il ne tarde pas à survenir de l'oppression, un commencement d'asthme. Dans cette conformation vicieuse,

la cavité pectorale ne peut se dilater suivant son
diamètre latéral, parce que les muscles intercostaux,
raccourcis par la difformité , ne peuvent plus élever
les côtes autant qu'il le faudrait, et parce que les fi-
bres du diaphragme , raccourcies de même latéralement, ne peuvent plus assez agrandir la poitrine en
déprimant les viscères abdominaux. Quant à l'expi-
ration, l'inclinaison du corps en avant empêche les
muscles abdominaux de réagir contre le thorax, et
de presser les viscères contre le diaphragme autant
que si ces muscles avaient leur longueur naturelle.
Il en résulte que la respiration est souvent courte,
irrégulière et gênée: le sternum se soulève et s'abaisse
difficilement.

Tous les muscles servant à la respiration étant
doués d'une moindre contractilité, et tous les muscles volontaires étant plus faibles, il est clair que les
malades doivent être sujets à la dyspnée, à l'asthme, à
la congestion des poumons; le sang dès-lors n'est
plus autant oxigéné, ce qui dépend de toutes ces
causes, et aussi de la gêne qu'éprouvent les nerfs spi-
naux que reçoivent les muscles servant à la respiration.

Dans la gibbosité, les muscles des membres supérieurs sont quelquefois affectés de mouvemens convulsifs ou d'engourdissement, comme ceux des mem-
bresinférieurs. J'ai vu souvent tous les membres dans
un état de paralysie incomplète; mais les inférieurs
sont presque toujours les plus affaiblis; cela même
va quelquefois pour eux, jusqu'à une paralysie complète. La faiblesse, et la paralysie, ne paraissent pas
toujours dépendre des progrès de la courbure; ces
deux choses ne sont jamais dans la même proportion : beaucoup de cas de courbure excessive ne
sont pas accompagnés de paralysie, tandis que des
cas de courbure légère sont liés à une paralysie
complète.

Dans quelques cas, la force de contraction des
sphincters de la vessie et de l'anus se trouve dimi-
nuée ou entièrement détruite : alors il y a inconti-
nence des matières fécales et des urines.

Dans les cas de gibbosité, quand les muscles dorsaux sont faibles, il se fait quelquefois aussi consé-
cutivement, une courbure latérale, laquelle devient
double; cette double déviation provient des efforts
que fait le malade pour se soutenir ou se reposer

quand il est assis ou debout, en se penchant sur un côté, alors qu'il est fatigué de s'incliner en avant.

DÉVIATION DE L'ÉPINE EN AVANT.

La courbure d'une partie de l'épine en avant se rencontre assez souvent aux lombes et au cou, mais très rarement au dos.

La courbure en avant que l'on observe le plus fréquemment est celle qui occupe trois ou quatre vertèbres lombaires et quelquefois les deux ou trois dernières dorsales; on la voit d'ordinaire chez les enfans qui ont le ventre gros, les articulations gonflées, chez ceux enfin qui sont scrophuleux, rachitiques, dont les cuisses et les jambes sont arquées en dehors. Alors les malades marchent en se balançant, à la manière des canards, et ils éprouvent beaucoup de fatigue pour le plus léger exercice.

La courbure antérieure du cou, a lieu le plus souvent chez les enfans à tête volumineuse et chez les rachitiques. Elle coexiste souvent avec la courbure de la région lombaire; souvent aussi elle est une suite de la courbure en arrière.

Je n'ai vu que deux fois la courbure antérieure occupant la région dorsale d'une manière bien prononcée : cette courbure comprenait et toutes les vertèbres dorsales et toutes les lombaires. Le premier exemple de cette grande courbure en avant, était un jeune musicien allemand, âgé de dix-sept ans, chez lequel la difformité s'était développée pendant le cours d'une petite vérole compliquée d'accidens cérébraux très graves, qui avaient déterminé du délire, ainsi que des mouvemens convulsifs dans presque tout le système musculaire ; accidens qui furent suivis d'une forte cambrure de l'épine en avant : le dos de ce jeune homme, à son entrée dans notre établissement orthopédique de Chaillot (c'était dans l'été de 1829), présentait un demi cercle dont le centre répondait à la huitième vertèbre dorsale : le malade ne pouvait marcher sans être solidement soutenu par les épaules ; privé de ce soutien, il fût tombé à la renverse. Cette difformité, qui n'existait que depuis deux mois, était survenue à la suite d'une fièvre cérébrale, vraisemblablement compliquée d'une inflammation de l'arachnoïde vertébrale ; car le malade avait éprouvé de grandes douleurs dans le dos, dans tout le trajet de la moëlle épinière.

Pendant l'été de l'année suivante, 1830, M. Broussais m'adressa un enfant de l'âge de huit à neuf ans, lequel présentait aussi une forte cambrure en avant de toutes les vertèbres dorsales et lombaires. Cette difformité datait aussi de deux ou trois mois et avait été précédée d'une gastro-entérocéphalite également compliquée de l'inflammation de l'arachnoïde recouvrant la moëlle allongée. La respiration, la circulation et la digestion étaient aussi dans les deux cas, notablement altérées. Les mêmes accidens nerveux, le délire et les convulsions, avaient signalé les deux maladies.

La difformité dont je parle existe rarement dans la région dorsale, et l'on en concevra facilement la raison. Les apophyses épineuses des vertèbres du dos sont en effet presque contiguës les unes aux autres : pour qu'une courbure puisse avoir lieu dans la région dorsale, il faut qu'elle comprenne un grand nombre de vertèbres, puisque les apophyses épineuses de cette région sont dans une telle connexité, que l'inclinaison d'une vertèbre en avant ne peut être isolée.

CHAPITRE II.

DÉVIATION DES GENOUX EN DEDANS, SANS OU AVEC COMPLICATION DE COURBURES DES JAMBES.

Presque toutes les déviations des genoux en dedans, se développent chez des enfans d'une constitution très lymphatique. Elles commencent ordinairement à partir de l'âge de dix mois jusqu'à celui de sept à huit ans; j'ai vu cependant des déviations des genoux sans complication, commencer à l'âge de dix, de quinze et même de vingt-deux ans, à la suite d'un coup, d'une chute ou par suite de fatigues disproportionnées à l'âge et à la force des sujets; d'autrefois après un rhumatisme des genoux, etc. Dans ces cas, de même que chez les jeunes enfans, les malades avaient toujours éprouvé de la douleur dans les genoux, avant qu'on ne s'aperçut de la difformité;

les extrémités articulaires des fémurs et des tibias
avaient été le siège d'une inflammation lente , qui
les avait ramollies. Ce gonflement, chez les jeunes
enfans , avait toujours été partagé par les principales articulations des membres : par les malléoles ,
par les poignets, et même aussi par les coudes, par
les articulations huméro-scapulaires et fémoro-co-
xales. Les malades, affaiblis par la douleur antérieu-
rement ressentie , sont alors obligés , afin de faciliter
la marche , d'élargir la base de sustentation , et c'est
dans ce but, qu'ils écartent les jambes , à la manière
des convalescens. Il résulte de là, que le poids du
corps ne portant plus que sur les condyles externes
des fémurs et des tibias , les condyles internes n'é-
prouvant presqu'aucune pression , ces derniers augmentent de volume , tandis que les externes, plus
comprimés que jamais , diminuent d'épaisseur. Le
plus ordinairement les déviations des genoux en dedans commencent à l'époque où les enfans faibles
et lymphatiques s'essayent à marcher seuls Mais. l'é-
poque dont il s'agit est très variable chez ceux dont
la constitution est très lymphatique. J'ai vu des enfans lymphatiques de trois , quatre , cinq et même

six ans, qui n'avaient pas encore essayé de marcher. La difformité est presque toujours plus forte du côté gauche que du côté droit; et, quand il n'y a qu'un genou de déformé, c'est plutôt le gauche: je dirai pourquoi.

Les déviations des genoux, si elles sont avec complication de courbure des jambes, se montrent principalement à la suite et comme conséquence de celles-ci.

CHAPITRE III.

COURBURES DES JAMBES SANS COMPLICATION DE DÉVIATION DES GENOUX.

Presque toutes les courbures des jambes sont à convexité en dedans, en dedans et en avant, en dehors, ou en dehors et en avant, et presque toutes jointes à l'incurvation des fémurs en avant et en déhors. Celles de ces courbures dont les convexités sont dirigées en dedans, se rencontrent chez des enfans plus faibles que ceux chez qui on les trouve en dehors; cela dépend, peut-être, de ce que les enfans faibles marchent plus difficilement seuls que ceux qui sont plus forts, et que, pour se soutenir, ils sont obligés d'écarter les pieds l'un de l'autre afin d'élargir la base de sustentation. Alors, le poids de leur corps fait fléchir les os de leurs jambes en dedans, et comme ces os sont peu solides, ils doivent en même temps céder à l'action des muscles du mollet qui, contractés, tendent à les courber en même temps en avant.

Quand ces courbures sont fortes, les enfans appuyent en marchant sur le bord interne des pieds, et souvent même sur les malléoles : la plante des pieds est dirigée en dehors, ou même perpendiculairement à l'horizon. Les pieds, en ce cas, présentent la difformité désignée sous le nom de *pieds-bots en dehors ou valgi*. Ces cas ne sont pas rares.

Les courbures des jambes en dehors, ou en dehors et en avant, ont ordinairement lieu vers le tiers inférieur des jambes, à l'endroit où le tibia, tordu sur lui-même, se dirige un peu en avant et en dehors. Cette courbure qui est quelquefois développée au point de jeter les pieds en dedans, comme dans les cas de *Vari* (*pieds-bots en dedans*), se montrent généralement chez des enfans qui ont de l'embonpoint, le teint vermeil, et qui n'ont pas encore essayé de marcher. Quoique ces jeunes malades présentent l'apparence de la santé, la difformité n'en a pas moins été précédée par le gonflement des principales articulations des membres.

Dans toutes les courbures des jambes, les extrémités articulaires des os longs sont gonflées. Ces os sont tordus sur eux-mêmes, aplatis, et souvent couverts d'aspérités, etc.

CHAPITRE IV.

PIEDS-BOTS.

J'ai vu à mes consultations gratuites des hôpitaux toutes les variétés possibles de *pieds-bots*; mais ce sont les *pieds-bots congénitaux et consécutifs en dedans* que j'ai eu l'occasion d'observer le plus souvent. Les *congénitaux* sont, de tous, les plus fréquens; ils affectent, ou les deux pieds à la fois, ou un seul pied, et alors c'est ordinairement le gauche. Les *pieds-bots congénitaux en dedans* sont quelquefois déja très développés au moment de la naissance : on m'a présenté des enfans dont les pieds étaient tout-à-fait tordus sur eux-mêmes, la plante et le bord interne du pied étant concaves, le bord externe convexe. Mais c'est particulièrement quand les enfans commencent à marcher que la torsion des pieds fait de grands progrès: alors, la pointe du pied s'incline en bas et en dedans, tandis que le talon est attiré en haut et aussi en dedans; les muscles ju-

meaux , soléaire, plantaire-grêle , long fléchisseur
des orteils et fléchisseur du gros orteil, devenus durs,
résistans à la main qui les touche , se raccourcissent
de plus en plus, sont en un mot comme contracturés.
Les muscles péroniers , au contraire , sont allongés ,
relâchés; et , quant ils ne le seraient pas, ils sont in-
capables de contrebalancer l'action énergique des
muscles jumeaux, jambier postérieur et fléchisseur
des orteils, lesquels ont pour effet d'élever le talon ,
aussi bien que le côté interne du pied, et d'en diriger
la pointe en dedans. Un des résultats de ce mécanisme
est d'éloigner les points d'insertion des muscles an-
térieurs et externes de la jambe, et , au contraire, de
rapprocher les insertions des muscles postérieurs et
internes. Il en est de même pour les ligamens; ceux
qui sont situés au côté interne du pied sont fortement
tendus et raccourcis, tandis que ceux du côté externe
sont allongés et présentent peu de résistance.

La tension du tendon d'Achille augmente à proportion de l'accroissement de la difformité ; la saillie
que forme la partie charnue des muscles qui aboutis-
sent à cet énorme tendon, est située au haut de la
jambe, qui est alors peu développée ; l'extenseur

propre du gros orteil paraît de même raccourci et contracté : cet orteil est presque renversé sur le dos du pied.

Les ligamens qui unissent l'astragale avec le calcanéum sont relâchés ; le scaphoïde n'embrasse que la partie inférieure et interne de la tête articulaire de l'astragale. Le cuboïde est tellement incliné vers la face plantaire du pied, que l'apophyse du calcanéum avec laquelle il s'articule, se trouve presque à découvert et paraît excessivement saillante. Tous les ligamens dorsaux du pied sont allongés, et ceux de la face plantaire raccourcie ; enfin tous les os du pied éprouvent un déplacement plus ou moins grand ; sans pour cela que la forme et la configuration en soient sensiblement altérées. Cela provient bien évidemment de ce que la pression des os entre eux n'est pas continuelle, ces malades ayant de la répugnance pour la marche, très pénible en effet chez eux.

La brièveté des muscles du mollet est bien évidemment la cause principale des torsions natives des pieds en dedans, comme la contracture de ces mêmes muscles est la cause des torsions consécutives en dedans. Une conséquence de ces deux influences, c'est

l'extension forcée des pieds et leur torsion en dedans:
le calcanéum alors est naturellement un peu incliné
en dedans et en bas, en raison du raccourcissement
des muscles du mollet, et de la contracture de ces
mêmes muscles. Les ligamens dorsaux des pieds, à
force d'être distendus, finissent par devenir lâches,
ce qui rend même vacillans, les os qu'ils unissent.
Alors, la torsion des pieds sur leur face plantaire se
prononce de plus en plus, particulièrement lorsque
les malades veulent marcher; car les efforts musculaires que nécessite la marche, tendent à augmenter la
difformité à un degré tel, que les malades finissent
par ne plus marcher que sur la face dorsale des pieds,
tandis que la pointe du pied, fortement dirigée en
dedans, touche quelquefois presque le talon.

Je n'ai vu (tant cette espèce de pied-bot est rare)
que quatre cas de *valgi*, ou renversement congénital
du pied en dehors. Dans un de ces cas, les deux pieds
étaient couchés sur les jambes, sans torsion sur leurs
bords ou faces plantaires : le pied droit avait sa face
dorsale presque contiguë au côté externe et un peu
antérieur de la jambe; tandis que le pied gauche était
renversé sur la face interne et un peu antérieure

aussi de la jambe. La pointe des deux pieds était dirigée en haut, pendant que les talons étaient tournés vers la terre, absolument comme le bas d'une jambe de bois. (n° 286 du rapport de 1833.) Dans le membre droit, les muscles jambier antérieur, extenseur commun des orteils, extenseur propre du gros orteil et les péroniers latéraux, étaient dans un état de forte tension et raccourcis ou contracturés; tandis que pour le pied gauche, il n'y avait que les muscles jambier antérieur et les extenseurs des orteils qui fussent raccourcis : les péroniers étaient alongés.

Le *valgus consécutif*, ou pied-bot en dehors, survenu à la suite d'une maladie quelconque, est toujours formé par la contracture des muscles de la partie externe et antérieure de la jambe, et le pied ne présente ordinairement que très peu de torsion. Assez souvent cette variété vient à la suite du *pied droit* ou *équin*, le tendon d'Achille est ordinairement tendu et semble raccourci. A mes consultations gratuites des hôpitaux, pendant l'année 1831, sur cinq cas de pied-bot consécutif en dehors, un seul individu avait les deux pieds déformés à la fois. Au reste, la difformité était survenue chez tous les malades à la suite de la paralysie d'un ou des deux membres inférieurs, et elle avait constamment commencé par contracturer les muscles du mollet et ceux de la face antérieure et externe de la jambe.

Dans la même année, j'ai été consulté pour dix pieds-bots consécutifs en dedans, lesquels avaient tous présenté la variété désignée sous le nom de *pieds-équins* ou *droits*, et qui résultaient de la paralysie des membres inférieurs. Tous, en outre présentaient, comme les pieds-bots congénitaux en dedans, une forte tension des muscles du mollet, aussi bien que des fléchisseurs communs des orteils et propre du gros orteil. Un de ces cas avait été précédé d'une entorse.

Aussitôt qu'un pied est déformé, que le *pied-bot* est développé, la totalité du membre diminue de volume, les muscles deviennent maigres, comme atrophiés, sans énergie. Les enfans qui naissent avec cette difformité présentent dans les membres abdominaux une espèce d'émaciation. Cette diminution de volume du membre est beaucoup plus sensible lorsqu'ils n'y a qu'un membre déformé : l'embonpoint du membre opposé rend encore la différence plus manifeste. Mais quelle peut être la cause première de celles de ces difformités qui se développent dans le sein de la mère? Viennent-elles d'une affection de la moëlle épinière; de convulsions auxquelles auraient succédé une paralysie de ces parties, ou bien d'une inégale distribution de l'innervation aux muscles antagonistes? Ces questions sont assez difficiles à résoudre. La cause efficiente en est beaucoup plus facile à comprendre; dans tous les cas de pieds-bots congénitaux ou consécutifs, les muscles du mollet et les fléchisseurs des orteils se trouvant tendus et raccourcis ou contracturés dans les pieds-bots *équins* ou en *dedans*; et c'est bien certainement à ce raccourcissement qu'est due la déformation du pied. D'ailleurs on peu en voir le développement et en suivre les progrès dans les cas de pieds-bots consécutifs, soit *équins*, soit en dedans. Les pieds-bots en dehors, soit congénitaux, soit consécutifs à des paralysies, ont aussi pour cause efficiente une forte tension ou contracture des muscles de la face antérieure et externe des jambes. Cette tension existe même quelquefois dans les cas ou les pieds sont renversés en dehors, à la suite de fortes déviations des genoux, ou à la suite de courbures des jambes en dedans. Ces renversemens sont de véritables *valgi* ou pieds-bots en dehors, mais consécutifs. J'ai soigné à l'hospice des Orphelins et au bureau central d'admission, plus de cent enfans atteints de ces sortes de difformités. On rencontre aussi beaucoup de renversemens des pieds en dedans par suite de fortes courbures des jambes en dehors.

CHAPITRE V.

CAUSES.

La disposition aux courbures des membres et de l'épine, tient surtout à la constitution très lymphatique et très faible des malades. Cette constitution est ou native ou consécutive; mais bien plutôt consécutive à des maladies longues, comme la gastrite, la gastro-entérite, maladies auxquelles succède très souvent, l'entérite chronique avec diarrhée. Ces affections apparaissent généralement à l'époque de la sortie des dents. La dentition, surtout chez les gens du peuple, est souvent l'occasion de grands désordres; ce qui est dû vraisemblablement aux mauvais alimens dont les enfans pauvres sont nourris, à l'irrégularité de leurs repas, aux lieux insalubres où ils vivent, au mauvais air qu'ils respirent; et principalement aux femmes malsaines, enceintes, trop âgées, et souvent atteintes de maladies chroniques ou de

fièvres intermittentes, qu'on leur donne pour nourrices. Il faut dire aussi que les maladies du tube digestif se compliquent souvent, chez eux, de muguet,
d'aphthes ou de vers. Souvent aussi la rougeole, la
scarlatine, suivies d'irritations bronchiques et
d'ophthalmies, la coqueluche prolongée, la variole,
modifient singulièrement leur constitution et la rendent tout-à-fait lymphatique. Une croissance rapide,
pendant laquelle les individus grandissent de quatre,
cinq et six pouces en quelques mois, affaiblit sensiblement leur jeune constitution. Dans ces croissan-
ces, les os se développent dans leur longueur et leur
épaisseur; mais comme les muscles ne croissent pas
dans la même proportion, ces derniers organes se
laissant alonger, s'amincissent et perdent toute leur
énergie.

Toutes ces maladies agissent en affaiblissant la
constitution, en faisant prédominer peu à peu le
système lymphatique. L'état de faiblesse qu'elles
produisent, prédispose les parties ligamenteuses, fibreuses et osseuses à cette inflammation lente que
M. Broussais a désignée, quant aux tissus blancs,
sous le nom de sub-inflammation. Si de jeunes ma-

lades ainsi disposés reçoivent un coup, s'ils font une chute sur un membre ou sur l'épine du dos, il survient bientôt dans la partie lésée., une inflammation qui envahit d'abord, et presqu'en même temps, le tissu cellulaire, les muscles, et les parties fibreuses ou ligamenteuses. Ordinairement cette inflammation finit par abondonner le tissu cellulaire et les muscles; mais elle persévère sous la forme chronique dans les tissus fibreux et ligamenteux, ces derniers tissus étant pourvus de peu de vaisseaux sanguins. L'inflammation des glandes sous cutanées et des ganglions lymphatiques de la poitrine et du ventre, débute de la même manière, par le tissu cellulaire environnant.

L'hérédité, ou cette prédominance du système lymphatique que les enfans reçoivent de leurs parens, dispose aux scrophules et au rachitis, causes des courbures des membres et très souvent de celles de l'épine. Mais j'ai observé que cette cause (l'hérédité) était peu fréquente: je vois tous les jours, à mes consultations, des enfans issus de parens d'une bonne constitution, mais qui sont scrophuleux et rachitiques, uniquement parce qu'ils ont été élevés dans des lieux favorables au développement de ces maladies, ou parce qu'ils ont été allaités par des nourrices malsaines; tandis que nous voyons souvent des parens lymphatiques et faibles, qui ont souffert dans leur enfance, des scrophules et du rachitis, avoir des enfans parfaitement constitués, parce que ces enfans ont été élevés dans des lieux secs, bien aérés, et qu'ils ont sucé le lait d'une bonne nourrice.

Les enfans à constitution lymphatique présentent, pour la plupart, l'aspect que l'on désigne sous le nom de *scrophuleux*; ils ont la lèvre supérieure grosse; les ailes du nez, les paupières et les oreilles gonflées, rouges et luisantes, et souvent des glandes au cou. Ils sont nés dans des quartiers encombrés, dans des rues étroites, tortueuses, dont les maisons sont fort élevées, et où ils n'ont respiré qu'un air humide et peu riche en oxigène. De malheureux enfans nourris dans une pareille atmosphère, ont les poumons peu développés; leurs muscles sont amaigris et doués de peu d'énergie. Beaucoup de ces enfans appartiennent à des portiers, à des fruitiers, à des tisserands, à des blanchisseuses, etc., par conséquent ils ont été élevés dans des lieux humides, étouffés, et privés du soleil. Au milieu de semblables circonstances, l'assimilation ne peut être qu'imparfaite; le sang se surcharge de lymphe et contient peu de fibrine. L'imperfection de la respiration entraîne le dépérissement de la santé, et rend les jeunes malades de plus en plus aptes au développement des maladies lymphatiques. Il en est de même dans les cas où le tube digestif est enflammé; car alors la digestion et la nutrition sont dérangées, l'absorption et la circulation languissantes.

Quand la constitution est devenue tout-à-fait *scrophuleuse*, les irritations se montrent dans les organes où le système sanguin a le moins de prédominance : dans les tissus fibro-ligamenteux qui affermissent le squelette, dans les ganglions lymphatiques, et ensuite dans les os eux-mêmes. Mais avant que les os soient ramollis, les enfans éprouvent de la douleur aux lieux qui doivent être le siège des distorsions; leur périoste se tuméfie, ainsi que le tissu cellulaire qui le recouvre. Cette inflammation du périoste, qui s'étend quelquefois dans tous les membres, peut presque toujours être sentie avec les doigts. Les enfans alors deviennent tellement sensibles que l'on ne sait par où les toucher. Presque en même temps, et quelquefois plus tôt, les extrémités des os se gonflent et les épiphyses en deviennent saillantes. J'ai vu aussi, et même fréquemment, le tarse et le métartarse, ainsi que quelques articulations vertébrales, sensiblement gonflés.

Chez les plus jeunes, les courbures des jambes commencent quelquefois avant qu'ils aient essayé de se soutenir sur leurs pieds, et les déviations des genoux n'arrivent qu'ultérieurement. Quand les déviations des genoux ne sont pas compliquées et précédées de courbures des jambes, cela vient de ce que la maladie a commencé à un âge plus avancé, alors que le tissu compact des os avait acquis toute sa solidité, ou de ce que le ramollissement des extrémités articulaires ne s'est pas étendu au-delà des limites du tissu spongieux des os.

Les autopsies que j'ai été à même de faire m'ont convaincu que la cause du ramollissement des os, ou du rachitis, est bien certainement l'inflammation du périoste; inflammation qui se propage à l'intérieur de l'os, à la membrane médullaire. L'inflammation de ces membranes a toujours précédé les courbures vicieuses, et plus particulièrement celles des membres.

Comme c'est par le périoste et la membrane médullaire que les os se nourrissent, si ces membranes
s'enflamment et deviennent malades, les os dépéris-
sent, se ramollissent ou s'atrophient. J'ai vu des tibias qui étaient tellement aplatis qu'ils ne présentaient
plus que trois lignes d'épaisseur. Cela provient de ce
que l'exhalation des sels calcaires s'effectue in-
complètement dans le tissu réticulaire des os. Mais
dès que l'inflammation des membranes externes
et internes des os a disparu à l'aide d'un bon traitement, alors l'exhalation des sels calcaires redevient
quelquefois si abondante, qu'au bout d'un ou de
deux mois les os prennent un volume excessif, surtout vers les concavités des courbures.

Les déviations latérales de l'épine, indépendamment de la constitution lymphatique et du rachitis,
ont encore d'autres causes, qui, pour ainsi dire, leur
sont propres. Au nombre de ces causes il faut compter : la paralysie partielle d'un membre inférieur,
l'hémiplégie, non moins que les difformités préala-
bles des membres inférieurs.

La paralysie partielle d'un des membres inférieurs
est souvent une cause de déviation latérale. Ces sor-

tes de paralysies sont presque toujours la suite d'irritations du canal digestif, dans la première enfance; irritations qui ont réagi sur le cerveau, en déterminant une congestion sanguine vers cet organe, ou même une véritable inflammation, qui finit quelquefois par devenir chronique. Cette affection du cerveau peut déterminer dans un des membres une légère diminution, soit du sentiment, soit du mouvement; et c'en est assez pour entraver la nutrition de ce membre et pour l'affaiblir. C'est principalement du côté gauche que l'on observe de ces paralysies incomplètes ou partielles, parce que les congestions sanguines se font plutôt vers le côté droit de l'encéphale. Les paralysies qui ont lieu dans la première enfance attaquent plutôt un seul membre que tout un côté du corps : toutefois est-il vrai de dire qu'on a observé des paralysies de ce genre, même dans le premier âge. Ordinairement le côté paralysé ne tarde pas à diminuer de volume, et il en est de même lorsque la paralysie s'est bornée à un seul membre. J'ai été consulté plusieurs fois pour des enfans chez lesquels on soupçonnait à tort l'existence d'une déviation latérale, fausse prévention qui venait de ce que l'une des épaules paraissait seule affaissée et amaigrie. Si l'on avait regardé attentivement le reste du membre supérieur, on aurait vu qu'il était également amaigri et rapetissé; et beaucoup plus faible que le membre du côté opposé: c'était donc prendre pour le début d'une déviation l'une de ses causes.

La paralysie a des résultats bien autrement graves, et plus difficiles à prévenir, lorsqu'elle attaque l'un des membres inférieurs; car alors le membre paralysé n'est pas seulement amoindri, plus maigre, il est en même temps moins long, ce qui donne lieu à la claudication, puis ensuite à une déviation lombaire dont la convexité regarde le membre paralysé, sa première cause.

Un rhumatisme prolongé, ou toute autre maladie des articulations de l'épaule ou de la hanche, de la jambe ou du pied (maladies qui ne sont souvent dans l'origine qu'un véritable rhumatisme, et quelquefois que l'effet simple en apparence, d'un coup ou d'une chute), peuvent amener à leur suite, de même que les paralysies, le dépérissement graduel du membre malade, par conséquent aussi sa faiblesse, et, plus tard, la courbure de l'épine.

Un pied-bot congénital ou accidentel, la déviation d'un genou, la courbure d'un fémur ou d'une jambe, en diminuant la longueur de l'un des membres inférieurs, peuvent déterminer également des déviations vertébrales, à convexité droite ou gauche dans la région lombaire, et en sens inverse dans la dorsale. Il faut dire néanmoins que toute faiblesse de l'un des membres inférieurs, que toute paralysie partielle ou difformité des jambes n'entraîne pas inévitablement une courbure de l'épine. On rencontre souvent des individus affectés de claudication depuis de longues années, et qui néanmoins ont l'épine droite : beaucoup d'hémiplégiques, entr'autres, sont dans ce cas. Il faut presque toujours pour qu'une déviation survienne, que le malade soit d'une constitution lymphatique portée à ce degré que l'on désigne sous le nom de *scrophuleuse* ou *rachitique*; c'est-à-dire, qu'il soit disposé aux inflammations lentes, soit des différens tissus servant à l'union des vertèbres, soit des vertèbres elles-mêmes. Cette disposition lymphatique, comme nous l'avons déja dit, est ordinairement consécutive à des maladies longues, et on la rencontre le plus ordinairement dans la première enfance.

La masturbation est une autre cause, malheureusement trop commune, des déviations spinales. Cette habitude pernicieuse a pour effet assez constant de déterminer hâtivement les règles chez les jeunes filles, et cette fonction alors trop prématurée, affaiblit la constitution de la manière la plus manifeste; elle va même quelquefois jusqu'à la rendre tout-à-fait scrophuleuse. J'ai observé et traité plusieurs distorsions vertébrales qui s'étaient ainsi développées chez des jeunes filles de neuf à dix ans, après des règles abondantes, survenues quelques mois auparavant sous l'influence de la cause que nous venons d'exposer. La lecture de romans en exaltant l'imagination, peut occasioner, presque autant que la masturbation, des règles excessives et prématurées.

On met encore au nombre des causes des déviations vertébrales, une première grossesse, un premier accouchement; mais il m'est bien prouvé (et cette confidence m'a été faite bien des fois) que beaucoup de jeunes femmes cachent à leur mari, sans difficulté ni scrupule, une déviation légère jusqu'au moment d'un premier accouchement; et, comme de raison, c'est alors l'accouchement qu'on accuse d'une difformité que jusque-là on avait tue ou dissimulée.

Quand un individu est originairement d'une faible constitution, ou qu'il tombe dans un état de grande débilité à la suite d'une maladie longue, les substances intervertébrales devenant moins fermes et aussi moins élastiques, se laissent facilement distendre ou déprimer, particulièrement si les sujets prennent des attitudes vicieuses soit en écrivant ou en dessinant, soit en exerçant beaucoup un des membres supérieurs, comme on le voit chez les tailleurs, chez les couturières et les blanchisseuses; enfin chez la plupart des jeunes gens que l'on met en apprentissage. Comme c'est le plus souvent le bras droit qui est mis en action, et que, pour contrebalancer l'action de ce bras, l'on est obligé d'incliner le buste du côté gauche, il en résulte d'abord une courbure à droite dans la région dorsale, courbure qui commence par être passagère, mais qui devient bientôt permanente, s'il s'agit d'individus faibles. On conçoit lorsque le sujet est gaucher, qu'il peut se former une courbure dont la convexité sera à gauche; mais si ses occupations nécessitent que le buste soit penché en avant, comme chez les vignerons, les laboureurs, etc., il pourra se former alors une véritable gibbosité, laquelle comprendra un grand nombre de vertèbres.

Qu'une position forcée pour un travail, ou un exercice quelconque, chez un individu faible, et par conséquent déja disposé aux irritations des tissus fibro-séreux, détermine une courbure long-temps continuée et souvent répétée, il s'ensuivra nécessairement que le centre de la courbe; surchargé de tout le poids de la partie supérieure du tronc, se laissera peu-à-peu affaisser et irriter par tant de pression et par tant d'efforts, et que bientôt cette irritation donnera lieu au ramollissement et à l'absorption de la substance intervertébrale du côté de la concavité de la courbe.

Voilà comment se forment la plupart des déviations des vertèbres, soit latéralement; soit en arrière, soit en avant.

On peut affirmer que tous les jeunes individus faibles; que cette faiblesse soit originelle ou consécutive à quelques maladies, sont disposés aux courbures de l'épine et des membres. Pour la moindre cause, une attitude vicieuse, par exemple, un coup,

une chute, ces individus peuvent devenir contrefaits.
Les moyens d'union des vertèbres, les ligamens des
membres, sont dans les mêmes circonstances très
disposés à des inflammations chroniques, ce qui les
ramollit promptement et les dispose à des déforma-
tions. Tous les enfans lymphatiques ou scrophuleux
se trouvent dans le cas dont nous parlons.

Il est facile de concevoir que les enfans disposés
au ramollissement des substances intervertébrales,
s'ils sont affectés de claudication à la suite de la courbure soit d'un fémur, soit des os d'une jambe, ou à la
suite d'un pied-bot, d'une maladie de la hanche, du
genou, ou bien encore par l'extrême faiblesse d'un
des membres abdominaux; ces enfans, dis-je, peuvent être tout-à-coup atteints d'une courbure de
l'épine.

Les courbures de l'épine qui sont la suite d'un ramollissement ou d'une disposition au ramollissement
des ligamens des vertèbres, sont toujours précédées
et souvent long-temps accompagnées de malaise, de
douleurs dans l'épine, ou du moins, dans le point de
l'épine qui doit être ou qui est déja déformé: ils
éprouvent aussi des douleurs vagues dans la poitrine

et dans l'abdomen , de la dyspnée , des palpita-
tions , etc.

Chez les individus dont beaucoup de fibro-cartilages intervertébraux sont ramollis , les déviations latérales sont toujours jointes à une inclinaison en arrière , et les vertèbres alors sont mal rangées. L'on
voit les apophyses épineuses dirigées dans tous les
sens , par exemple, l'une est déviée à droite , une autre à gauche, une troisième en arrière, une quatrième
est enfoncée en avant , et ainsi de suite pour toute la
longueur de l'épine qui est malade.

Je regarde le ramollissement des moyens d'union
des vertèbres comme la cause efficiente de presque
toutes les courbures vertébrales , qu'elles soient latérales , en arrière , ou en avant : que l'affaissement et
l'absorption des substances intervertébrales aient
lieu sur leurs côtés , vers leur partie antérieure ou
la postérieure , la cause déterminante est , quoiqu'il
arrive , toujours la même.

En interrogeant les individus atteints de courbures
de la colonne vertébrale, même ceux qui paraissent
doués d'une bonne constitution , on apprend presque
toujours qu'ils ont été dans leur enfance sujets au

dévoiement ; qu'ils ont éprouvé des convulsions ; qu'ils ont eu le ventre gros , ainsi que les poignets et les malléoles; qu'enfin ils ont eu la coqueluche ou la rougeole , et après la rougeole , des irritations bronchiques prolongées, etc. A peine y a-t-il un cinquième des gibbosités , ou courbures en arrière , qui aient été causées par la carie des vertèbres , ou mal vertébral de Pott.

CHAPITRE VI.

DIAGNOSTIC.

Il est facile de reconnaître les difformités , quelles qu'elles soient , quand elles sont parvenues à un dé-gré avancé; mais il n'en est pas de même quand elles commencent. Très souvent alors , on en ignore l'existence , et l'on attribue l'espèce de gêne ainsi que le disgracieux maintien qu'elles occasionnent, à la négligence des enfans. Puis, quand on commence à en apercevoir la formation , on l'attribue aux attitu-des vicieuses qu'on avait remarquées chez les enfans quelque temps auparavant. On ne se doute même pas que ces attitudes soient l'effet de la difformité commençante. Nous croyons pouvoir affirmer qu'il est toujours possible de reconnaître une difformité dès son principe, et même d'en prévoir et d'en pré-sager le lieu , le siège , et jusqu'à un certain point le moment , quoiqu'il n'y ait encore absolument rien d'apparent. Selon nous, c'est là le point important de la science orthopédique : il est toujours facile en effet, de combattre une difformité commençante, et bien plus facile de prévenir une difformité qui n'existe pas encore.

Les difformités des membres et une partie de celles de la colonne vertébrale, sont annoncées par des signes qui manquent bien rarement. Jamais une courbure des membres ne s'est développée sans avoir été précédée de douleurs dans le point disposé à se courber, au moins lorsque la courbure devait occuper la continuité des os, soit les fémurs, soit les tibias, ou les os des bras. Ces douleurs occasionées par l'inflammation du périoste, et de la membrane médullaire, sont d'ordinaire tellement vives, que l'on ne sait par où toucher les malades. Assez souvent j'ai trouvé la peau qui recouvre la crête des tibias, rougie, et le tissu cellulaire sous cutané engorgé. Les genoux, les malléoles, et les poignets se gonflent et deviennent douloureux. Si l'on ne remédie promptement à ces symptômes, la courbure des jambes se développe bientôt ; et, si l'on veut faire marcher l'enfant alors endolori par tant d'endroits,

affaibli et presque important, la déviation de l'un
des genoux en dedans suit bientôt la courbure des
jambes. Quand c'est un seul genou qui se déjette en
dedans, le membre courbé devenu plus court par
la courbure même, amène naturellement la claudication, et par la suite une courbure vertébrale. La
colonne épinière et ses ligamens sont dans ce cas
très disposés à participer de l'affection des autres os.

La courbure spinale peut résulter de la courbure
préalable d'une ou des deux jambes, ou des genoux,
l'un des deux étant toujours naturellement plus
courbé que l'autre.

Il serait superflu de parler du diagnostic des
pieds-bots natifs, toujours faciles à reconnaître.
Mais il n'en est pas de même des pieds-bots qui se
développent après la naissance, comme ces derniers
sont souvent la suite de la paralysie succédant aux
convulsions, ou à des gastro-entéro-cephalites, il
est extrêmement important de les reconnaître dès
leur début, afin d'en prévenir plus sûrement les
progrès.

Les trois variétés du pied-bot commencent par

une contracture ou tension des muscles du mollet, à laquelle succède bientôt une torsion du pied en dedans ou en dehors, ce qu'il est toujours facile de constater. L'amaigrissement du membre du côté ou le pied doit être déformé, décèle toujours aussi le commencement du pied-bot, et même c'est ordinairement là le premier symptôme qui frappe l'atten-tion des nourrices ou des mères.

Les déviations de la colonne vertébrale sont presque toujours annoncées par quelques signes pré-curseurs. Le plus constant de ces signes est une dou-leur dans le point de l'épine qui doit être dévié, dou-leur qui se propage quelquefois dans toute la lon-gueur du rachis. Elle peut durer quelques semaines, et même trois ou quatre années, avant que l'épine soit encore sensiblement déformée. La déviation elle-même, dans son origine, a toujours pour escorte du malaise, des lassitudes dans les lombes, et souvent des douleurs dans les flancs, dans un point de la poi-trine ou à l'épigastre; de la dyspnée et des palpita-tions. Quelquefois un des membres paraît soudaine-ment atteint de mouvemens convulsifs, de contrac-tures de quelques muscles, et plutôt des fléchisseurs que des extenseurs. D'autres fois un enfant devient subitement louche d'un œil, ou contracte un tic; ou bien un de ses membres devient faible. Tous ces signes sont certainement dus à une compression de la moëlle épinière, compression occasionée par le gonflement des tissus servant à unir ou solidifier les vertèbres, ainsi que du tissu cellulaire épars dans le canal vertébral. Quand la difformité doit être en arrière, indépendemment des douleurs le long de l'épine, et des contractions musculaires, l'enfant ne peut marcher s'il ne s'accroche à tout ce qui l'environne, ou s'il n'appuie ses mains sur ses cuisses.

Dès qu'une déviation a commencé dans la partie inférieure de l'épine; aussitôt l'équilibre est rompu, le malade marche en se balançant, et semble boîter; la démarche est incertaine. Si la convexité de la courbure est dirigée à gauche et dans les lombes, comme cela arrive le plus souvent, le malade étant debout, se tient sur le pied gauche, l'autre étant demi-fléchi. Le membre droit parait alors plus long que le gauche, à cause du déversement du bassin de ce côté; le tronc est porté à droite. Mais comme il résulte de cette courbure une attitude gênante, le malade est obligé pour

rétablir l'équilibre, de porter à gauche la partie supérieure du corps ; de manière qu'au bout de quelque
temps il se forme, comme je l'ai déjà dit, une seconde
courbure à convexité droite : alors c'est l'épaule droite
et non la gauche qui se montre la plus élevée et la plus
saillante, et le malade appuie plus volontiers sur la
jambe droite que sur la gauche. Lorsqu'il est debout
et qu'il veut marcher, il saisit avec la main gauche
le bras droit au-dessus du coude, ce qui est l'inverse
quand il n'existe qu'une première courbure aux
lombes. Si une déviation latérale survient chez une
jeune fille de douze à quatorze ans, le signe qui fait
d'abord reconnaître la difformité est la situation res-
pective des seins ; pendant que, chez les très jeunes
filles, c'est plutôt la disposition des épaules. Quand la
déviation a commencé dans la région dorsale, c'est
toujours par les seins ou les épaules que les mères
s'aperçoivent de la difformité de leurs filles. L'épaule
et le sein du côté de la convexité sont plus élevés que
les mêmes parties du côté opposé ; mais quand la difformité a fait des progrès, comme les côtes se sont
fortement arquées en arrière, elles se sont dans la
même proportion aplaties en avant, de sorte que le

sein de ce côté paraît plus petit , moins proéminent que celui du côté opposé. Dans les cas où la déviation a commencé par les lombes et est dirigée à gauche, le sein droit est aussi moins élevé ; mais lorsque la difformité a fait des progrès ultérieurs , elle devient tellement apparente, qu'il n'y aurait que des gens ou indifférens ou trop favorablement prévenus qui pourraient en méconnaître l'existence.

CHAPITRE VII.

TRAITEMENT.

Avant de parler du traitement des difformités tout-à-fait développées des membres et de la colonne vertébrale, nous devons nous occuper du traitement préservatif, ou des moyens propres à empêcher la naissance et les progrès de ces déviations.

Nous avons déjà dit que ces affections étaient presque toujours annoncées par quelques signes particuliers, comme le gonflement des extrémités articulaires des os longs, et quelquefois l'engorgement des os courts; engorgemens souvent douloureux. Les malades éprouvent surtout de vives douleurs dans toute l'étendue des os longs, mais principalement vers le point qui doit commencer à se courber. Ces douleurs se montrent dans la plupart des cas, plusieurs mois avant qu'on s'aperçoive de la difformité, et elles sont si violentes qu'on ne sait par où toucher

les enfans. Il en est de même pour les déviations vertébrales; celles-ci ne se développent ordinairement
que lorsqu'elles ont été annoncées par des douleurs,
du malaise le long de l'épine, principalement vers le
point qui doit se dévier le premier. Les enfans ne
peuvent se tenir debout, marcher ou rester assis,
sans prendre des attitudes vicieuses, provenant de l'irritation des ligamens vertébraux. Les jeunes malades
sont languissans, ont presque toujours le ventre gros,
et souvent des diarrhées; d'autrefois ils sont constipés.
C'est particulièrement lorsque les enfans sont d'une
constitution très lymphatique et très faible, soit de
naissance, soit à la suite de longues maladies qu'il faut
les surveiller, surtout si l'on voit leurs poignets, leurs
genoux et leurs malléoles se gonfler, leur ventre devenir gros et chaud; et plus attentivement que jamais, s'ils sont sujets au dévoiement, ou si un des
membres inférieurs est atteint d'une paralysie partielle ou de contracture. Dans ce cas le membre s'a-
maigrit, diminue de volume, et la crue totale en est
retardée. Ces paralysies partielles, comme nous l'a-
vons déjà dit, peuvent déterminer des déviations des
genoux en dedans, des pieds-bots consécutifs, et être
la cause de déviations vertébrales, etc.

Lorsqu'un enfant présente quelques-uns des signes précurseurs que nous venons de rappeler, ou qui sont mentionnés au chapitre des causes, lorsque surtout il a déjà un commencement de difformité, il faut se hâter d'apporter remède à ce mal commençant. Et d'abord, il faut traiter les maladies chroniques subsistantes. Ce sont le plus souvent des gastrites, des entérites chroniques, des catarrhes, qui succèdent aux rougeoles, à la coqueluche, etc. Voilà, en effet, quelles sont les causes maladives qui modifient le plus profondément la constitution, qui la rendent lymphatique, scrophuleuse et rachitique. Le traitement de ces affections chroniques est trop connu aujourd'hui pour que nous devions le rappeler ici ; mais pendant que ces maladies existent, lorsque les enfans à cause d'elles, sont tombés dans un grand état de faiblesse, si leurs membres ou leur épine dorsale sont douloureux, si leurs articulations sont gonflées, outre les moyens ordinairement employés à l'intérieur, il faut en même temps conseiller un traitement externe. Nous mettons en première ligne dans ce traitement, les bains sulfureux, les bains salés ; mais particulièrement ces derniers ; les frictions

sèches ou avec de la flanelle imbibée de linimens excitans sur tout le corps; la promenade au grand air,
au soleil, et quelques exercices gymnastiques. Pendant l'exercice, les muscles sont soumis à des contractions répétées qui font circuler le sang avec plus
de vitesse; ces mouvemens favorisent la nutrition de
tous les organes, surtout des organes agissans. Mais
une chose de la première importance, c'est que les
malades habitent des lieux secs, élevés, où l'air et
et la lumière aient un facile accès.

On peut conjecturer que la maladie est arrêtée,
lorsque tous les signes précurseurs ont disparu, et
que les enfans acquièrent une constitution moins
lymphatique et plus forte.

Quoique la plupart des déviations des genoux et
des courbures des membres dépendent de maladies
chroniques antérieures, on en voit néanmoins quel-
ques-unes qui surviennent à la suite d'une constitution lymphatique originelle, d'une faiblesse native,
etc., sans que les enfans aient jamais éprouvé de
maladies.

L'irritation du périoste et de la membrane médullaire des os longs, ainsi que l'engorgement de leurs

ligamens, naissent alors sans avoir été précédés de maladies antérieures et sans aucune autre cause appréciable. Une chose bien digne de remarque dans ces différens cas, c'est que presque tous les enfans déformés ont leurs premières dents très tard. J'en ai vu qui avaient trois ou quatre ans qui ne présentaient pas la moindre apparence de dents.

Dans ces cas, je conseille à l'intérieur des amers, l'infusion de houblon avec du bicarbonate de soude; quelquefois du sirop de quinquina; du sirop antiscorbutique; les eaux minérales artificielles, de Vichy, de Spa, de Forges. A l'extérieur les bains de Barrèges ou de Luchon, les bains de sels, dans lesquels je fais ajouter chez les gens riches, une forte décoction de quinquina. Les eaux de Bourbonne et et les bains de mer conviennent aussi beaucoup dans les circonstances dont nous parlons; mais principalement ces derniers qui agissent non-seulement par eux-mêmes, mais encore par l'air que l'on respire sur les bords de la mer; cet air sans cesse agité et renouvelé, très chargé d'oxigène et de fluide électrique, est un puissant stimulant des différentes fonctions, admirablement approprié aux constitutions limphatiques des individus atteints de difformités.

Lorsque les difformités sont confirmées et qu'il n'y a plus d'espoir de les faire disparaître à l'aide des moyens énoncés ci-dessus, on est forcé d'avoir recours aux moyens mécaniques, lesquels doivent agir en déprimant graduellement les parties qui forment saillie. On obtient ce résultat, dans les déviations des genoux en dedans, en faisant porter aux malades des brodequins à montans ou tuteurs externes, à triple brisure, fixés inférieurement à l'étrier du brodequin et supérieurement à un ceinturon. De plus, on applique sur le centre de la convexité, ou sur les condyles internes des fémur et tibia, une fronde ou genouillère lacée, que l'on fixe, au moyen de boutons, au montant ou tuteur. On agit de la même manière dans les cas de courbures des jambes en dedans; c'est-à-dire, que l'on presse sur le centre de la convexité de la courbure avec une fronde matelassée, fixée à des boutons attachés sur le montant externe. En agissant ainsi dans les cas de déviations des genoux en dedans, on écarte, on relève les condyles externes des fémur et tibia, déprimés et amincis de ce côté qui forme la concavité de la courbe. C'est toujours d'après des idées semblables que l'on agit

dans le traitement des différentes courbures des jambes et dans les pieds-bots : *déprimer graduellement
les parties saillantes , et relever les parties affais-
sées*, ou en d'autres termes , *exercer une compression sur les saillies afin d'ouvrir les arcs formés
par les courbures*. Voilà ce qu'il faut obtenir dans le
traitement des déviations des genoux et des courbures
des jambes ; dans le traitement des pieds-bots et
même de la colonne vertébrale. Nous ne décrirons
point toutes les machines que nous employons dans
la cure des différentes difformités; car, pour être
compris, il faudrait un grand nombre de planches,
et cet opuscule n'est que l'abrégé d'un travail complet que nous publierons dans le courant de l'hiver
prochain. Dans cet ouvrage, nous montrerons par
de nombreuses figures les diverses machines que nous
avons perfectionnées ou inventées pour les différentes
difformités. Même avec l'ouvrage le plus complet
sur les difformités , et avec les machines les plus in-
génieuses, l'Orthopédie n'en restera pas moins une
des parties les plus difficiles de l'art de guérir : chaque cas de courbure de membre ou de pied-bot ,
présente presque toujours une particularité qui exige

impérieusement que l'on modifie telle machine qui a réussi pour un autre sujet, et dans un cas qui de prime abord paraissait analogue ou même identique. Il faut des recherches, des études de tous les jours pour celui qui se livre à cette partie difficile de l'art de guérir, surtout en ce qui regarde les pieds-bots, dernière affection qui nécessite toujours plusieurs changemens dans les machines mises en usage pendant la durée du traitement. Indépendamment des appareils mécaniques, pendant la cure des torsions des pieds, il faut encore des massages et des pressions réitérés; et tous ces moyens auxiliaires ne peuvent être employés que par un médecin expérimenté qui connaisse parfaitement la nature de la maladie, ainsi que tous les changemens apportés dans la conformation du pied par la difformité.

Comme le traitement des courbures de la colonne épinière, principalement des courbures latérales, est depuis quelques années presque universellement employé, et que ces courbures altèrent la forme de la poitrine et du canal vertébral, cavités qui renferment des organes si essentiels à la vie, nous allons nous en occuper d'une manière un peu plus étendue.

Le traitement des différentes déviations de la colonne vertébrale trouve encore quelques contradicteurs parmi les médecins; les uns prétendent que ces déviations dépendent toutes d'une maladie des vertèbres, d'une carie, d'un ramollisement de ces os, et regardent en conséquence leur traitement au moyen de l'*extension*, comme pouvant devenir dangereux. D'autres ne voient dans ces affections, au moins dans les déviations latérales, que des difformités provenant de l'action irrégulière des muscles, pensant que l'on peut les guérir en rétablissant l'équilibre entre ces organes du mouvement. En examinant les causes des différentes déviations vertébrales, nous nous sommes suffisamment expliqués sur leur origine pour ne plus devoir y revenir maintenant.

Lorsque la colonne épinière commence à se dévier dans une de ses régions, ou même lorsque la déviation occupe déja deux régions, comme par exemple, une partie de la région lombaire et, en sens inverse, une partie de la région dorsale; ou la cervicale et la partie supérieure de la région dorsale (aussi en sens inverse), il est souvent possible de guérir ces difformités commençantes avec des moyens très simples.

Voici le plan de traitement qui m'a souvent réussi.

1º. Faire coucher les jeunes malades sur un sommier de crin piqué, et, lorsque les enfans sont d'une faible constitution, sur un sommier de fougère et de serpolet, ou de toute autre plante aromatique. Le sommier doit être étendu sur un fond de lit en planches, incliné de la tête aux pieds, comme un lit de camp, sans oreiller ni traversin. Il faut que le malade reste couché sur ce lit non-seulement la nuit, mais quelques heures aussi pendant le jour, surtout quand il a éprouvé quelque fatigue; car alors les muscles dont l'office est de maintenir l'épine dorsale ne peuvent plus résister au poids des parties supérieures du corps, et laissent les rachis s'incliner dans différentes directions.

2º. Il faut exercer les enfans deux fois par jour, une grande demi-heure chaque fois, à monter sur la concavité d'une échelle située obliquement. Quand les jeunes malades commencent à se livrer à cet utile exercice, ils doivent se servir tout à la fois de leurs deux mains et de leurs pieds; mais toujours employer la main du côté de la petite épaule, c'est-à-dire, du côté concave, pour saisir l'échelon supérieur. La main du côté de la convexité doit toujours être placée un échelon ou deux au-dessous de l'autre. Quand le malade est arrivé au haut de l'échelle, les pieds doivent abandonner celle-ci, et le malade en descendre avec les mains seulement. La main du côté de la convexité, à son tour, doit descendre la première, de manière à ce que les muscles du côté de la petite épaule exercent une action beaucoup plus forte que ceux du côté opposé. Cet exercice développe tellement les forces des jeunes sujets qu'il est rare qu'après quinze jours de son emploi, les malades ne puissent pas monter avec les mains seulement sans le secours des pieds. Je regarde cette ascension sur la concavité d'une échelle, comme l'exercice le plus propice auquel puissent se livrer les enfans déviés, par la raison qu'il exige les actions de tous les muscles du corps.

3°. Lorsqu'il est possible que les jeunes malades portent des béquilles, j'en conseille l'usage, car je regarde la progression sur de longues crosses, comme un excellent exercice gymnastique. En effet, chaque fois que le sujet se déplace avec ces supports, il met en action presque tous les muscles du corps, et comme la marche ne s'opère qu'à l'aide d'une succession de sauts, il en résulte des distensions réitérées de l'épine, lesquelles sont favorables à la cure des distorsions rachidiennes. Mais cet exercice n'est pas toujours possible, même dans des degrés plus avancés de la difformité. Comme les parens cachent souvent la maladie de leurs enfans, ils s'opposent en conséquence à l'emploi de ce moyen, qui trahirait leur secret, surtout quand le traitement s'effectue chez eux. Voilà pourquoi j'ai inventé il y a quelques années un corset qui peut remplacer jusqu'à un certain point les béquilles. Ce corset consiste en deux tuteurs latéraux, lesquels sont fixés sur une ceinture disposée de manière à né gêner nullement les mouvemens et à ne point comprimer les muscles. Cet appareil, ainsi que l'a modifié M. le docteur Jalade Lafond, est une acquisition précieuse pour le traitement des déviations de l'épine. Je l'ai souvent conseillé pour des jeunes personnes faibles, qui étaient sujettes à prendre des attitudes vicieuses, un mauvais maintien, sans pour cela être décidément déformées, mais qui n'auraient pu manquer de le devenir, car les attitudes vicieuses dont je parle, jointes à une grande faiblesse, sont le prodrôme presque toujours certain des courbures de la taille.

4°. Je fais frictionner matin et soir l'épine du dos et les membres avec un morceau de flanelle imbibée de baume de Fioraventi ou mieux du liniment ou baume fortifiant que je fais préparer par mon frère, Richard Duval, pharmacien, rue Croix-des-Petits-Champs, n° 27, etc. Ces frictions ont la propriété de fortifier les parties sur lesquelles on les exerce; elles activent et facilitent le cours du sang, favorisent la transpiration, excitent la chaleur, et raffermissent les tissus.

5°. Je fais donner trois bains salés par semaine, froids pendant l'été, et très chauds pendant l'hiver; on prépare ces bains en faisant fondre quatre, six ou huit livres de sel de cuisine dans une baignoire ordinaire. Ces bains ont une propriété tonique très marquée : je vois tous les jours des sujets d'une constitution très lymphatique, chétive, que l'emploi réitéré de ces bains, pendant deux ou trois mois, ranime et fortifie d'une manière très sensible. Au lieu de présenter l'aspect des lymphatiques, des scrophuleux, leur teint devient brun, leurs pommettes prennent une bonne coloration ; leurs chairs deviennent fermes, etc. Les bains salés sont ordinairement très salutaires, lorsque le bon état de l'estomac permet d'en augmenter les effets par des boissons toniques ; comme l'infusion de houblon, dans chaque verre de laquelle on fait fondre de cinq à six graines de bicarbonate de potasse ou de soude. Ils ont pour résultat immédiat de rougir le sang, de l'oxigéner, comme le remarque judicieusement le docteur William Steevens. Sous leur puissante influence, la constitution la plus scrophuleuse, la plus misérable, se trouve la plupart du temps très heureusement changée. Tous les jours à mes consultations, je parviens ainsi à modifier avec avantage la constitution d'enfans manifestement scrophuleux et rachitiques ; enfans qui ont été pour ainsi dire saturés depuis long-temps de sirops antiscorbutique, de gentiane, de quinquina ; de teinture de peyrhile, d'iode, etc. Je guéris assez promptement ces jeunes malades en les faisant baigner comme nous venons de le dire, frictionner, coucher sur des planches aromatiques, se promener et s'exercer au soleil ; et surtout en les soumettant à un régime intérieur approprié à leur état actuel, mais, avant tout le reste, en leur faisant cesser l'usage des excitans à l'intérieur, quand il existe des maladies du tube digestif; car ces médicamens, produisent alors plus de mal que la maladie à laquelle on croit devoir les opposer.

Voilà, en grande partie, la base du traitement que je conseille dans les cas de déviations latérales encore peu avancés. Mais lorsque les concavités des courbures présentent une profondeur de six à huit lignes seulement, ces moyens ne suffisent plus; il faut alors avoir recours au grand moyen, je veux dire l'extension de la colonne vertébrale sur un plan incliné. Le procédé extenseur que je préfère, est celui que nous avons employé pendant plus de dix ans, et je dois dire avec un grand succès, dans notre établissement orthopédique de Chaillot; c'est l'extension rémittente, que M. le docteur Jalade Lafond, inventeur de ce procédé, a appelé *oscillatoire*. J'ai modifié cet appareil précieux en faisant mouvoir la roue oblongue par le malade lui-même, à l'aide d'une manivelle placée à portée de la main du côté de la petite épaule, c'est-à-dire, celle qui est du côté de la concavité de la courbure. L'action de mouvoir cette manivelle est pour le malade un exercice gymnastique aussi puissant que salutaire; employé de temps en temps lorsque le malade est couché, ce léger exercice ranime la circulation dans les muscles vertébraux, et dans ceux de l'épaule abaissée. L'action des muscles de la petite épaule, tend à ramener vers la ligne médiane, d'où elles se sont écartées, les vertèbres dirigées du côté de la grosse épaule, et par conséquent à rendre au tronc sa rectitude naturelle.

L'expérience m'a appris que lorsqu'une déviation latérale de l'épine présente une courbure de sept ou huit lignes de sinus, il n'est plus possible de la guérir avec des exercices gymnastiques ou autres moyens. Il faut alors inévitablement que le malade soit soumis au plan incliné, et même à l'extension sur un lit orthopédique.

Dans toutes les déviations, certains muscles sont allongés, d'autres sont raccourcis, et de là résultent de notables changemens dans leur contractilité aussi bien que dans leur nutrition; de là provient une grande faiblesse qui porte les jeunes sujets déformés à rechercher le repos et à fuir l'exercice, qui pourtant leur serait si salutaire. Les médecins qui n'ont pas étudié d'une manière spéciale ces sortes de maladies, ne sont frappés, dans l'origine de toute déviation, que de la faiblesse des jeunes malades, et ils dirigent toute leur attention vers les moyens de la combattre. Ils espèrent qu'en leur rendant des forces, la difformité qu'enfin ils aperçoivent, disparaîtra d'elle-même. Mais presque toujours malgré leurs efforts, la difformité fait des progrès tellement rapides, qu'il n'est bientôt plus possible de la guérir radicalement; on ne peut plus la redresser qu'imparfaitement, et l'on doit même s'estimer fort heureux si l'on peut conserver d'une manière durable le mieux obtenu, car l'équilibre n'est stable qu'autant qu'il est parfait, et il ne peut être tel, tant que la colonne vertébrale est déviée dans quelque sens et à quelque degré que ce soit. Cependant j'ai vu des sujets atteints de courbures latérales de l'épine, même très développées, que les bains de mer, les exercices gymnastiques aidés d'un bon régime, avaient sensiblement soulagés, et qui peu à peu avaient recouvré de la santé et des forces. De pareilles améliorations ont quelquefois duré plusieurs années; mais une maladie quoique légère détruisait bientôt cet heureux état de chose : la difformité, en quelques mois, même en quelques semaines, faisait ensuite de tels progrès, que toutes les fonctions en étaient troublées, au point que l'état des malades n'était plus supportable. Il fallait alors en venir à un traitement complet, ou exposer les malades aux risques de périr par la phthisie pulmonaire, par une maladie du cœur, etc.

Ainsi donc, chaque fois qu'une déviation de la colonne vertébrale aura atteint le degré que nous venons de mentionner, il faut le plus promptement possible avoir recours à l'extension de l'épine sur un plan incliné de la tête aux pieds ; mais avant tout, il faudra s'être bien assuré que la maladie n'est pas due à une affection des vertèbres et que la cause en réside, soit dans un ramollissement, soit dans un changement de forme des substances intervertébrales. Car si quelques vertèbres étaient cariées, le malade courrait de grands dangers. Heureusement ce cas est très rare : un médecin qui aura bien étudié ces sortes de maladies ne tombera jamais dans de pareilles erreurs.

Les moyens extenseurs que l'on doit employer

pour traiter les déviations de l'épine, je le répète ,
sont les lits à extension élastique, parce que cette tension n'est pas constante et qu'elle procure des remis-
sions. Lorsqu'un malade vient d'être soumis à l'extension, les muscles vertébraux se contractent et
semblent résister à l'action extensive à laquelle on les
soumet; mais, après avoir résisté pendant quelque
temps, ils cèdent enfin à l'action extensive et tombent
dans une espèce de relâchement, et même d'atonie;
état de relâchement que le sommeil augmente. Alors
l'extension agit facilement sur la colonne vertébrale,
et l'action n'a pas besoin d'être aussi forte qu'au moment où le malade s'est couché, la résistance des
muscles n'étant plus aussi énergique. L'extension
élastique, par le moyen de ressorts, se trouve merveilleusement approprié à l'objet qu'on se propose.
On sait, en effet, que les ressorts élastiques, ne
produisent pas une tension toujours la même; qu'ils
se relâchent facilement. Il n'en est pas ainsi de l'extension fixe au moyen de poids, l'action de celle-ci
est invariable, soit que les muscles se contractent,
soit qu'ils se relâchent, il résulte de cette extension
persévérante et toujours au même degré, une

7*

grande distension des moyens d'union des vertèbres; et si, comme l'a dit feu M. Delpech, de Montpellier, un jeune sujet, pendant le sommeil, fait quelques mouvemens brusques, le poids retombe avec force, et il en résulte une secousse violente, dans tous les organes et quelquefois des accidens graves.

Dans les premiers temps du traitement, les moyens extensifs doivent être appliqués aux deux extrémités de l'épine seulement ; mais lorsque les angles des courbures se sont ouverts, sont devenus obtus, il faut alors avoir recours aux pressions laté-rales. Ces pressions doivent aussi être pratiquées au moyen de ressorts élastiques, et agir sur le centre des courbures, sur leur point le plus convexe. Elles ont pour effet direct de renvoyer les vertèbres déviées vers la ligne médiane du corps. Ces puissans moyens qu'on n'applique que vers la fin du traitement, quand il ne reste plus que de légères courbures, sont indis-pensables ; car si on voulait obtenir un redressement complet par la seule tension sur les deux extrémités de l'épine, on n'y parviendrait qu'en employant une très grande distension du rachis, ce qui pourrait être dangereux pour les malades.

La principale indication à remplir dans le traitement des gibbosités, ou courbures de l'épine en arrière, est, comme le conseille le docteur Bampfield,
de tenir le plus long-temps possible, les malades
couchés sur la face antérieure du corps, sur le ventre.
Dans cette position l'épine tend à se diriger en avant
par son propre poids, et la courbure diminue bientôt
de volume, surtout si elle comprend les dernières
vertèbres dorsales et les premières lombaires, comme
cela a lieu le plus souvent. Dans cette position les
muscles fléchisseurs des cuisses sont tenus dans un
état d'extension, et les parties antérieures des vertèbres sont plus espacées les unes des autres, et par
conséquent, leurs fibro-cartilages intermédiaires
moins pressés, moins comprimés. Les parties antérieures de l'épine, particulièrement celles qui sont
comprises dans la courbure, sont débarrassées de
toute pression, et de toute irritation provenant de
cette pression même : alors aussi les apophyses épineuses des vertèbres sont rapprochées, ce qui diminue la gibbosité. Les muscles du dos, n'étant point
comprimés, peuvent participer aux mouvemens que
le malade exécute quand il remue la tête ou qu'il

veut se servir de ses bras; car il lui est facile alors de se tenir, de temps en temps, sur ses coudes. Ces mouvemens empêchent les muscles de tomber dans un état de grande faiblesse et d'émaciation. Cette position permet en outre de faire des applications convenables sur les parties déformées. De plus, quand le sternum est porté en avant par l'aplatissement latéral de la poitrine, cette position le faisant arc-bouter contre le lit, il se trouve ainsi repoussé vers les vertèbres; et les côtes, en conséquence du mouvement de bascule éprouvé par le sternum auquel elles sont unies, reprennent bientôt leur forme naturelle. Lorsque la courbure a lieu dans les cinq ou six premières vertèbres dorsales, cette position est alors moins efficace; car le cou présente, dans ce cas, une véritable cambrure, à raison de la courbure en sens inverse qu'il subit. Il faut donc à cause de cela, alternativement coucher le malade tantôt sur le dos, tantôt sur le ventre, afin d'empêcher l'augmentation de la cambrure du cou.

Le décubitus en pronation, comme on l'appelle, est surtout utile dans les cas où il existe une paralysie des membres inférieurs. Au moyen de cette position on n'a pas autant à craindre les contractures des muscles fléchisseurs des cuisses; contractures qui, lórsqu'elles ont duré quelque temps, deviennent pour les malades de nouvelles difformités. Dans ces cas de paralysies des membres inférieurs, il faut de temps en temps mettre les malades sur le dos, faire agir leurs membres, les masser et les frictionner.

Concurremment avec cette position qui présente tant d'avantages dans le traitement des gibbosités, il faut employer les bains composés, les bains sulfureux ou les bains salés; auxquels on peut ajouter de fortes doses de quinquina.

Lorsque les malades éprouvent de la douleur dans la partie déviée, même le long du trajet de l'épine, ce qui arrive fréquemment ; de la douleur dans les flancs, dans un point de la poitrine ; lorsque les membres perdent leurs forces et qu'ils éprouvent des contractions, des espèces de soubresauts, alors on peut conjecturer qu'il y a, non-seulement une irritation des substances intervertébrales et des ligamens, mais encore une inflammation du tissu cellulaire qui environne la moelle épinière, ainsi qu'un commencement de compression de ce dernier organe, si essentiel à la vie. Il faut dans ce cas se hâter d'attaquer le mal par les antiphlogistiques : les saignées locales, répétées tant que les douleurs persistent et que l'état des forces le permet; il faut tenir la tumeur couverte de cataplasmes de farine de graine de lin, arrosés de laudanum. Lorsque l'inflammation a beaucoup diminué, il faut frictionner le trajet de l'épine, matin et soir, avec une pommade dans laquelle on fait entrer les extraits de jusquiame, de belladone, de stramonium, et seconder l'effet de ces moyens par les bains émolliens. Si le canal digestif est en bon état, si le ventre n'est ni tuméfié, ni chaud; s'il n'y a point de diarrhée, on pourra administrer les narcotiques à l'intérieur : je prescris alors avec beaucoup d'avantage des pilules avec l'extrait de jusquiame. Lorsque la maladie est devenue chronique; que les douleurs sont obtuses, je conseille les bains et douches gélatino-sulfureux que je fais alterner avec les douches et les bains salés, qui réussissent merveilleusement dans ces sortes d'affections, ainsi que les frictions stimulantes tout le long de l'épine et des membres. Tant que la douleur existe et que le malade a de la fièvre la nuit, le régime doit être composé d'alimens doux, de facile digestion, et pris en petite quantité, de boissons rafraîchissantes, etc. Mais plus tard, quand l'appareil digestif est sain, je prescris à l'intérieur de légers toniques auxquels je fais ajouter de petites doses de bicarbonate de soude, et un régime fortifiant, approprié à l'état des jeunes malades.

Les cautères, généralement employés dans le traitement des gibbosités, m'ont rarement réussi; je ne les emploie que lorsqu'il existe des abcès par congestion, avec carie, dans les environs de la difformité, et cela dans le but de faciliter l'écoulement du pus. Ces cautères entretenus pendant des années, déterminent vers la partie malade un centre de fluxion qui est assurément plus nuisible qu'utile : la gêne qu'ils occasionent oblige les malades à prendre des attitudes extrêmement vicieuses, nouvelles causes de l'augmentation de la difformité.

En terminant, nous devons dire que nous sommes bien secondés dans nos traitemens des hôpitaux par M. Pissot, mécanicien de l'administration : cet artiste comprend et exécute bien les divers appareils mécaniques que nous conseillons.

FIN.